Filho do Coração

Verdades e mentiras sobre adoção.
Uma história real de amor.

Regina Vaz

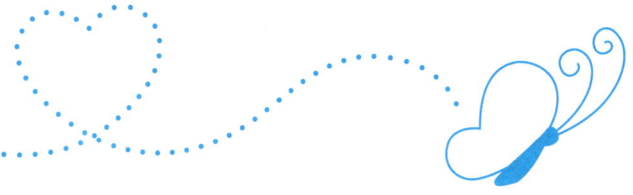

Filho do Coração

Verdades e mentiras sobre adoção.
Uma história real de amor.

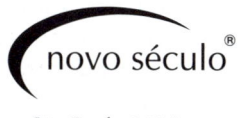

São Paulo 2008

Copyright © 2008 by Regina Vaz

Produção Editorial: Equipe Novo Século
Projeto Gráfico e Diagramação: Typography
Capa: Ana Maria Hitomi
Preparação de original: Bel Ribeiro
Revisão: Patricia Murari
Fotos: Arquivo pessoal da autora

Dados Internacionais de Catalogação na Publicação (CIP)
(Câmara Brasileira do Livro, SP, Brasil)

Vaz, Regina
 Filho do coração : verdades e mentiras sobre adoção : uma história real de amor / Regina Vaz. -- Osasco, SP : Novo Século Editora, 2

1. Adoção 2. Adoção - Aspectos psicológicos 3. Adoção - Aspectos sociais 4. Adotados 5. Crianças adotadas 6. Pais adotivos I. Título.

08-03338 CDD-362.734

Índices para catálogo sistemático:

1. Adoção : Bem-estar social 362.734

2008
Proibida a reprodução total ou parcial.
Os infratores serão processados na forma da lei.
Direitos exclusivos para a língua portuguesa cedidos à

Novo Século Editora Ltda.
Rua Aurora Soares Barbosa, 405 – 2º andar
Osasco – SP – CEP 06023-010
Fone (11) 3699-7107
www.novoseculo.com.br
atendimento@novoseculo.com.br

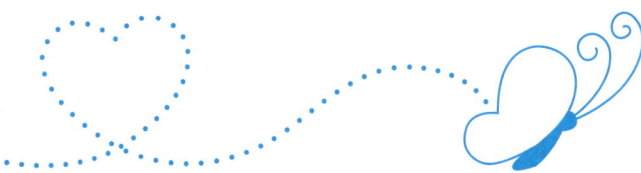

Dedico este livro:

A todas as famílias que adotaram uma criança e, assim, lhe ofereceram a oportunidade de uma vida digna, cercada de amor.

Às crianças que mantêm acesa a chama da esperança de um dia ter uma família para chamar de sua. Jamais percam esta esperança.

A todas as pessoas que pensam em adotar uma criança. Realizem esse sonho, não desistam, não desanimem!

E, principalmente, ao meu querido e amado filho Rodrigo. Porque, através de sua luta para viver, fez de mim uma mulher melhor.

Agradecimentos

Não vou aqui nomear cada uma das pessoas que me apoiaram e me deram suporte durante todo este processo de adoção, porque não quero cometer a falha de me esquecer de alguém. E porque, se fosse declinar todos os nomes, acabaria encerrando o livro apenas com as infindáveis páginas de agradecimentos.

Ao longo do texto, você, leitor, conhecerá muitas delas. Bem por isso, fiz questão de registrar nestas páginas as palavras de amor, carinho e força de todos que, junto comigo, receberam Rodrigo com muito amor.

Estas manifestações de carinho vão dar a exata medida do grande amor que nos rodeia, a mim e a meu filho.

E, por favor, aquelas que não encontrarem seus nomes aqui, de antemão peço que me perdoem. Mas saibam que, dentro do meu coração, serei eternamente grata a todos vocês.

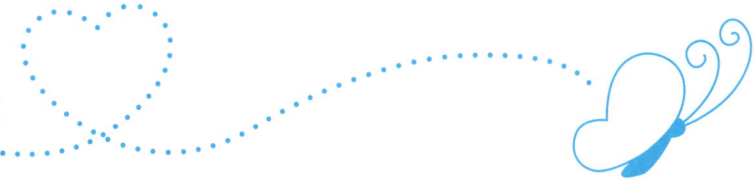

Sumário

11 ... Introdução
15 ... Por que adotar?
21 ... Um pouco de mim
29 ... O processo da adoção
47 ... A adoção
91 ... Começa uma nova vida
97 ... Natal é nascimento
99 ... Um novo ano
119 ... Uma esperança para 2008
125 ... Eu, mãe de primeira viagem
135 ... Contar ou não ao Rodrigo que ele é adotado
137 ... O que penso da genitora
145 ... Vivendo com os preconceitos
151 ... A adoção na mídia
153 ... Corrente do bem
155 ... Sim, adotei sozinha
157 ... Sem apoio eu não conseguiria
163 ... Toda forma de amor vale a pena
165 ... Manual de adoção

Introdução

Acredito que ninguém nasce com o propósito de um dia adotar uma criança.

Algumas mulheres sonham em ser mãe, e algumas vezes isso acontece de modo simples e tranqüilo; em outras, de uma forma muito difícil, demorada e angustiante.

Na minha vida, as coisas nem sempre foram muito fáceis de conseguir. E, no processo de realizar meu sonho de ser mãe e ter meu filho nos meus braços, o caminho foi longo, tortuoso, levou anos, com várias cirurgias, tratamentos para infertilidade, exames terríveis, momentos de muita angústia, medo, revolta, questionamentos e incertezas.

Boa parte da minha história de vida teve que ser trilhada até o momento da adoção. Grandes sofrimentos físicos e psicológicos preencheram este período e foram semeando, germinando e amadurecendo minha opção pela adoção.

Jamais teria passado por tudo que passei para tentar engravidar se soubesse que o meu filho do coração mudaria tanto meu modo de pensar, minha vida e minha alma. O caminho que trilhei até chegar à adoção eu jamais faria de novo.

Quando entrei para a fila da adoção jamais passou pela minha cabeça que hoje, você, leitor, estaria lendo e vivenciando tudo o que passei para poder ter meu filho nos braços. Os medos, ansiedades, lágrimas, insegurança, a luta, as brigas e desgastes com o plano de saúde, que até hoje não aceita *meu filho* como *meu dependente*, salvo por ordem judicial.

Em nenhum momento tomei qualquer atitude pensando em holofotes, mídia, autopromoção ou um meio para virar celebridade. Os fatos da minha vida, que retrato neste livro, aconteceram naturalmente, de uma forma que jamais imaginei ou desejei.

Decidi escrever este livro para não deixar que se perdesse toda a minha experiência, na tentativa de disseminá-la para que outras pessoas não venham sofrer desnecessariamente diante da mesma situação.

Meu objetivo aqui, nestas páginas, é dizer às pessoas que não tenham medo de adotar legalmente uma criança. Adoção não é uma coisa complicada, difícil e terrível como se pensa. Dizer-lhes que jamais abram mão dos seus direitos nem de seus sonhos. Que a felicidade é feita de pequenos, mas intensos e inesquecíveis momentos.

Minha vida, como a de muitas pessoas, nunca foi muito simples, passei por muitos altos e baixos, batalhei, sofri, chorei, sorri, sempre acreditando que um dia melhor não cai do céu, mas que ele chega, sim, com muita esperança, luta e perseverança.

Meu filho Rodrigo, hoje o grande protagonista de minha vida, veio a mim num momento muito especial, trazendo um novo e verdadeiro significado para minha existência.

Até mesmo para poder alcançar este novo patamar de felicidade – a presença de Rodrigo – precisei passar por momentos muito difíceis, embora bem menos complicados dos que ele passou.

Descobri em todo o processo de adoção uma nova realidade de vida. Realidade que muitas vezes deixamos passar ao largo, como se tudo não passasse de ficção. A realidade da vida de crianças que não tiveram a mesma oportunidade que tivemos. Muitas das quais, para minha tristeza, jamais terão.

Um homem passeava pela praia quando viu um garotinho que pegava na areia uma pequena estrela do mar e a atirava novamente na água.

Não se conformando com o trabalho infrutífero do menino, perguntou:

– Por que você está tendo todo este trabalho? Há muitas estrelas na areia, e a maioria acaba morrendo por causa do calor do sol. Você não terá sucesso tentando salvá-las.

O menino sem titubear respondeu ao homem:

– Eu posso não salvar todas as estrelas, mas ao menos para esta – atirando mais uma estrela ao mar – eu fiz a diferença.

Eu posso não salvar todas as crianças abandonadas, mas, para o Rodrigo estou procurando fazer a diferença. E você? Que tal também fazer a diferença para alguém?

Meu filho fez a diferença em minha vida! Ele modificou minha vida, mudou minha alma e alegrou meu coração.

Por que adotar?

O que é ser mãe?

Algumas mulheres vieram ao mundo para gerar uma criança, outras para ser mães!

Mãe é aquela que cria, educa, orienta, acompanha cada passo de seu filho.

A mãe está presente em todos os momentos: na educação, quando não quer estudar; na hora do banho, quando chora, reclama do frio e não quer lavar a cabeça; no caminho de uma crença, ensinando a rezar para o "Papai do céu" e agradecer pela família, pela saúde e pela casa. É ela quem reforça positivamente cada simples desenho como se fosse a maior obra de arte! Mãe é aquela que nos dá todo o apoio necessário, que está conosco em todos os momentos.

Nunca estamos sozinhos nem sem saída quando temos uma mãe!!!

Adotar, um ato de amor e de muita responsabilidade

No Brasil, adotar uma criança é um ato sempre descrito pela sua imensa dificuldade e burocracia. A documentação é extensa, complicada. A fila é imensa. As crianças disponíveis para adoção são tantas, mas a burocracia emperra o processo.

Primeiro, não é a fila que é imensa, mas as nossas exigências quanto à criança que queremos adotar. A maioria dos pais pretendentes quer sempre um "bilhete premiado", e isto é o que dificulta o processo de adoção.

Segundo, a documentação exigida nem é tão grande assim.

Depois de toda a documentação entregue, são agendadas entrevistas com a psicóloga, assistente social e, finalmente, com o juiz. Caso os três aprovem, a pessoa estará apta para a adoção.

Com certeza o processo de adoção é bem mais simples e menos burocrático do que quando se deseja comprar um apartamento financiado, e, com certeza, muito, muito mais prazeroso.

Toda essa deturpação fica por conta de pessoas mal informadas.

A responsabilidade do juiz e dos profissionais da Vara da Infância e Juventude é muito grande. Quando comecei a "entrar neste mundo", entendi como é grande e séria esta responsabilidade. Eles precisam ter certeza de que o lar onde a criança será educada é composto por pessoas sadias física e emocionalmente, se possuem residência fixa, condições financeiras, sem antecedentes criminais e, principalmente, a verdadeira intenção da adoção.

Se uma criança está para adoção significa que ela já sofreu um abandono. É fundamental que seu futuro lar seja harmonioso, alegre, sério, com pessoas equilibradas e que estejam preparadas para recebê-la e lhe dar todo o amor de que tanto precisa.

Adotar uma criança não é um ato para tapar buracos emocionais nem para fazer bonito na sociedade. É preciso querer se dar, é preciso que haja um sonho construído, pronto para ser realizado. Mas, a verdade é que há pessoas que optam pela ação somente para satisfazer desejos pessoais.

Adotar exige muita responsabilidade, compromisso. A impulsividade, neste momento, só faz atrapalhar e frustrar todos os lados desta relação.

São os casais para as crianças, e não as crianças para os casais. E a verdade é uma só: é a criança quem escolhe a mãe.

Tenha certeza de que, depois de ser a escolhida, você será a melhor mãe que essa criança poderia ter!

Além da realização de um sonho, adotar é fazer o bem a alguém

Para que uma semente vire um delicioso e saudável fruto, é preciso adubá-lo, regar, podar os galhos, cuidar constantemente. Se não cuidarmos das sementes, elas morrerão ou não darão bons frutos.

Há muitos anos ouvimos: "Educai as crianças e não será preciso castigar os homens"; "As crianças de hoje serão os homens de amanhã. Elas são o futuro de uma nação. É preciso cuidar de nossas crianças."

Porém, o que estamos fazendo com as nossas crianças brasileiras?

A violência infantil aumenta constantemente. A estatística é assustadora: *a cada seis minutos uma criança é agredida*.

A violência se serve de todos os meios de agressão, espancamento, maus-tratos, estupro... Nossas crianças são tratadas como adultos. Seus medos, sua imaturidade, suas fraquezas não são respeitados.

Independente da idade, elas fazem todo tipo de serviço. Na zona rural, ajudam a família nas lavouras, plantações ou apartando gado. Na zona urbana, guardam carros, vendem balas, flanelas em faróis, carregam sacolas pesadas nas feiras livres. Assim, todas elas trocam as salas de aula por centavos para poderem sobreviver numa miséria irreparável.

Além do trabalho externo ilegal, injusto e desumano, muitas vezes ainda fazem as tarefas domésticas, lavam, passam e cuidam dos irmãos mais novos, e, quando têm comida em casa, cozinham.

Essas crianças não estão sendo respeitadas. Seus direitos estão sendo brutalmente esquecidos. Alimentação, saúde, uma cama com cobertor, um chuveiro quente, escola, brinquedo, livros de histórias, brincadeiras... Tudo é esquecido na dura realidade que traumatiza, entristece e acaba com a ingenuidade desses pequenos que, à força, precisam se tornar grandes.

O olhar meigo, o sorriso espontâneo, a gargalhada de perder o fôlego, as piruetas, as brincadeiras com carrinho, boneca, futebol ou de médico, fazem parte de um sonho que talvez, quem sabe entre um pesadelo e outro, possa acontecer.

Precisamos de adultos sadios, honestos, trabalhadores, de boa índole, ótimo caráter, espiritualizados, psicologicamente equilibrados. Somente assim teremos a chance de construir um mundo mais humano, menos violento, mais desenvolvido em busca da paz interior e da sociedade.

Ninguém pede para nascer, nem escolhe em que tipo de berço quer ser criado. Nós adultos somos responsáveis por essas crianças, direta ou indiretamente. Não podemos mais nos calar diante de tanta barbaridade.

Fechamos rapidamente os vidros do carro quando algum "pivete" se aproxima para lavar os vidros ou pedir algum trocado; defendemo-nos de seres humanos, indefesos e pequenos, que muitas vezes se tornam violentos para sobreviver no mundo selvagem que lhes resta.

Responsabilidade social significa produzir bem-estar e serviços que possam transformar para melhor a sociedade e o mundo em que vivemos.

Diante deste cenário de brutalidade, adoção significa dar a uma criança a oportunidade de ingressar no convívio social de modo mais respeitoso, dar-lhe a chance de que seus direitos sejam atendidos e respeitados.

Adotar uma criança é dar-lhe o benefício de participar de uma guerra, mas somente a de travesseiros. E, para o adotante, a oportunidade de ver uma criança sorrir, aprender, crescer acreditando em uma sociedade mais justa e mais humana.

Acredite, é simplesmente maravilhoso!

Um pouco de mim

Desde meu primeiro casamento, em 1988, penso em ter um filho.

Sempre gostei de crianças!

Sempre achei lindo ver uma mulher grávida. No meu enxoval, eu já tinha sutiã de amamentação. Enquanto minhas amigas engravidavam e tinham seus filhos eu vibrava, acreditando que um dia realizaria meu sonho de também ser mãe.

De repente, uma primeira laparotomia[1] foi necessária, em razão de um cisto roto que se rompeu e gerou hemorragia interna, em meu ovário esquerdo.

Quando acordei da anestesia, a primeira pergunta que fiz ao médico foi se ele tirara meu ovário. Ele respondeu que não, e eu dormi tranqüila.

---

1. Uma intervenção cirúrgica, pela qual se faz uma incisão da parede abdominal para se investigar esta cavidade.

Na época, o diagnóstico foi apenas um cisto de ovário que se rompera, nada mais grave. Não cogitamos da possibilidade de eu poder ou não engravidar.

Meu primeiro casamento não deu certo; nos separamos, não me tornei mãe, mas guardei uma certeza: o quarto do meu filho seria todo branco.

Meu segundo casamento durou sete anos, entre trancos e barrancos, tempo durante o qual tentei engravidar de modo natural, mas não aconteceu.

Decididos a descobrir por que eu não conseguia engravidar, partimos para a investigação. Dos resultados dos exames veio o diagnóstico: Endometriose.[2] Durante esta investigação me submeti a uma laparotomia e a três laparoscopias.[3]

Aproximadamente 20% das mulheres com endometriose têm apenas dor; 60% têm dor e infertilidade; e 20% apenas infertilidade. A dor da endometriose compreende cólica menstrual intensa, dor abdominal durante a relação sexual, dor intestinal na época das menstruações ou uma mistura de todas.

As dores e as cólicas que tive durante anos e anos foram terríveis. Por diversas vezes fui parar no pronto-socorro com dores insuportáveis, tanto, que certo dia o médico suspeitou de cálculo renal, cuja dor é considerada clinicamente como uma das mais intensas ao ser humano.

Além de toda dor que sentia mês a mês, cada menstruação vinha acompanhada de muita frustração, pois trazia a certeza de que a gravidez não tinha ocorrido.

---

2. Uma afecção ginecológica que acomete mulheres em idade reprodutiva. É a presença do endométrio, mucosa que recobre a face interna do útero e que é renovada a cada período menstrual, em locais fora do útero.
3. Exame da cavidade abdominal e de seu conteúdo, realizado sob anestesia geral e insuflação do abdome com um gás inerte, via vídeo.

Uma semana antes de menstruar, as dores começavam na base das costas até atingir o ventre.

Sabíamos que as possibilidades de eu engravidar eram pequenas, mas em nenhum momento desanimei.

Partimos para o "sexo programado". Eu tomava remédios para estimular a ovulação e nos "horários predeterminados" mantínhamos relação sexual. Uma coisa horrorosa. Muitas vezes não havia desejo nem vontade, apenas o objetivo de engravidar. O sexo virou um meio para se atingir um fim. Mas as tentativas foram em vão.

Mais e mais exames foram realizados. A histerossalpingografia[4] foi apenas um dos exames desumanos a que me submeti. Ultrasom? Um a cada três meses. A endometriose? Aumentava na mesma proporção de minha ansiedade.

A gravidez não vinha, mas os nomes dos bebês eu já tinha em mente: se fosse menino, Rodrigo; se menina, eu brincava que seria Ricarda. Meus amigos me gozavam.

Fiz FIV, fertilização *in vitro*, uma única vez, para nunca mais na vida. Eu tomava as injeções nos horários certos, monitorada por ultra-som para saber quantos óvulos eram disponibilizados, qual o tamanho e formato deles. No dia agendado, meu marido colheu esperma e fui para a sala fazer a captação de óvulos. Minha mãe e minha sogra, ansiosas, aguardavam numa sala. Para elas, parecia que eu estava entrando em trabalho de parto.

Depois de alguns dias o médico nos informou que o embrião não se desenvolvera e, por isso, não seria possível fazer a transferência. Senti como se todos os meus sonhos e desejos maternais tivessem sido jogados no lixo, emocionalmente estava muito ferida.

---

4. Exame em que o útero é pinçado e um cateter é inserido até o colo, injetando-se contraste radiológico. Durante o processo, radiografias são feitas para avaliar possíveis problemas nas trompas e alterações na cavidade do útero.

Meu marido, a partir desse dia, decidiu que não faria mais nada para eu engravidar, dizendo que deveríamos adotar uma criança.

Eu sonhava a gravidez como um relacionamento a dois, mas o casamento não estava como eu imaginava, e nem era pelo fato de eu não engravidar. Apenas um fato, muito grave, foi o suficiente para que rompêssemos de vez, de uma forma horrorosa. Depois da separação, dei graças a Deus por não ter engravidado, porque nossa vida se tornaria um inferno.

Independente de um parceiro, meu sonho de ser mãe me acompanhava todos os instantes. Não podia ver mulher grávida; passava em frente de uma loja de produtos para crianças e ficava namorando cada roupinha, imaginando-me gravidíssima!

Então, decidi que, independente de marido, eu teria um filho. E fui à luta sozinha. Conversei bastante com meu médico, dr. Maurício Simões Abrão, um profissional muito competente, muito humano e querido, que me acompanhava há 15 anos, e propus uma produção independente. Eu iria até o banco de espermas e faria FIV. Seria uma mãe solteira.

Na época, um ex-namorado se propôs a ser pai do meu filho. Quase cai dura quando ele me disse isso. Iríamos realizar o sonho de um homem e uma mulher de ter um filho sem termos uma vida em comum. Uma situação muito moderna para a minha cabeça. Mesmo mexendo com meus desejos mais antigos, eu disse não.

Por que comigo?

A primeira vez que questionei a existência de Deus foi quando descobri que não podia engravidar.

Eu via matérias de mulheres que abandonam seus filhos, os deixam nas ruas, não se preocupam com seu estado psicológico nem físico, e pensava:

"*Por que eu, que tenho condições, não engravido, não tenho o meu sonhado filho? Deus, por que Você não deixa as mulheres da rua estéreis? As que não têm alma boa? As que geram e largam na rua? Por que logo eu?*"

E chorava muito, sempre muito inconformada com aquela situação que eu considerava absolutamente injusta.

Como me arrependo de tanta blasfêmia. Deus sempre esteve comigo, e eu, cega em minha revolta, não conseguia vê-lo ou senti-lo. Hoje percebo que não era Deus quem me castigava, era eu que não me fazia digna do Seu amor. Minha arrogância e empáfia de mulher profissionalmente realizada não me permitiam enxergar as coisas da alma a um palmo do meu nariz.

Mas... Como Ele foi misericordioso comigo no momento certo. Fez com que o Rodrigo surgisse em minha vida de tal forma, que somente assim pude compreender como nossa vida é, ao mesmo tempo, insignificante, mas de valor inestimável. Foi Deus quem fez com que os profissionais com quem falei sobre o Rodrigo, desembargadores, juízes, assistentes sociais, promotoras, médicos, enfermeiras e tantos outros, se apresentassem tão carinhosamente bons. Somente assim pude conhecer melhor o significado de ser mãe.

Dizem que nunca um homem é tão grande, como quando ele está de joelhos. Hoje compreendo melhor o que esta frase quer transmitir.

Minha grande orientadora da pós-graduação da USP, professora Renata, por ocasião de nossa formatura leu um pensamento do grande professor Braz que diz:

"não calar no momento oportuno, tendo coragem para falar;

agir na defesa de seus princípios, buscando interiormente força para vencer;

não temer as conseqüências, por vezes adversas, por ser consciente de sua verdade."

Ele tem razão!

Quando pensei em ter filhos sempre tive no meu coração o desejo de adotar. Creio sinceramente que fui adotada por Deus como sua filha, como está na Bíblia, e isso sempre me tocou.

Sempre desejei ver uma criança olhando pra mim, sendo mãe dela, e espero que Deus confie em mim para cuidar do seu bem mais precioso: uma criança.

Porém, o processo de adoção é frustrante, pois a espera é longa, e você não vê sua barriga crescer nem tem a certeza de que haverá uma criança a quem chamar de filho.

É uma mistura de aprender a esperar com ansiedade no que está por vir, e com a expectativa de atender às exigências que uma criança faz na mudança de vida dos pais.

Não sei ao certo por que escolhi o caminho da adoção. Já passei por experiência de gravidez que não chegou ao fim, mas esta não é minha única motivação, já que os médicos dizem que posso ter filhos biológicos.

Creio que tem muita criança no mundo precisando de pais, e tem muitos pais no mundo precisando de filhos. As pessoas desejam relacionamentos de amor, e é o que existe entre pais e filhos.

Todos que me rodeiam sabem da adoção, e a maioria se envolve com a espera e me tratam como se eu estivesse grávida.

Falar com quem vai adotar é difícil, pois cada um tem suas motivações pessoais, cada um tem suas necessidades, mas acho que devemos esperar com paciência, e fazer o mínimo possível de exigências - dentro dos seus próprios limites -, afinal não poderíamos fazer tais exigências se o filho saísse da nossa barriga...

Há aquelas mães cruéis que simplesmente abandonam seu filho, mas a grande maioria o faz por falta de condições psicológicas, por falta de suporte da família e por falta de dinheiro.

Vejo como um ato de amor, e definitivamente como uma bênção dos meus sonhos...

Claudia, de Curitiba
uma mãe à espera de um filho para adoção

O processo de adoção

O início da realização de um lindo sonho

A idéia de adoção surgiu como o meio para a realização do meu desejo de ser mãe.

Os medos e as incertezas eram enormes. Eu não conhecia literalmente ninguém do meu convívio, familiares ou amigos, que tivesse adotado uma criança e com quem eu pudesse conversar de modo informal.

Os livros que lia não acalmavam meu coração. Na Internet, por mais que pesquisasse não encontrava respostas para minhas perguntas.

Comecei a comentar com as pessoas que eu iria entrar para a fila da adoção, e percebi que elas me faziam perguntas que eu não sabia responder. As dúvidas e as fantasias sobre adoção são muito grandes.

Quando disse para o meu afilhado de seis anos que eu iria adotar um filho, ele me perguntou:

– Tia, você não tem marido, quem vai ser o pai do nenê?

Mas outras perguntas me deixavam ainda mais confusa:

– "Como a mãe do nenê teve coragem de dá-lo?"; "Por que ela não quis ficar com o filho?"; "Esse nenê não tinha nenhuma tia que pudesse ficar com ele?"

Somente a psicanálise que eu fazia várias vezes por semana me ajudava a colocar em ordem meus pensamentos.

Conheci um desembargador e lhe perguntei como era de fato o processo de adoção? Ele me indicou um juiz da Vara da Infância e Juventude com quem eu poderia conversar.

Uma primeira conversa com o juiz

No caminho para o Fórum fui pensando e repassando todas as dúvidas e questionamentos que eu tinha dentro de mim com relação à adoção.

O juiz me atendeu com tanto carinho e afeto que conseguiu acalmar meu coração. Impossível saber quantas perguntas eu lhe fiz. Minha ansiedade era tão grande, que mal ele respondia uma pergunta e já vinha outra. Mas ele entendeu, com muita sabedoria e conhecimento, meu momento, orientou-me e me acolheu.

A entrevista durou duas horas, repletas de muita emoção, alegria, tensão, ansiedade e, finalmente, alívio ao entender que o processo não era aquele bicho-de-sete-cabeças que povoava minha fantasia.

Finda a conversa, senti aclaradas minhas dúvidas e alentado meu coração até então angustiado. Com meus medos acalmados, entrei para o processo de adoção.

De posse da relação dos documentos e as fichas para serem preenchidas e entregues, fui para casa responder às perguntas, com muita calma, atenção, e principalmente muito afeto. Naqueles papéis eu estava colocando todos os meus sonhos e meus desejos. Cada palavra escrita me emocionava...

Mas, depois dos dados pessoais, quando cheguei às perguntas propriamente ditas, surgiu um conflito muito grande dentro de mim. Eu tinha, sim, um perfil de criança idealizada que gostaria de ter como filho. Mas as perguntas eram assertivas, diretas, fazendo com que me sentisse no fio da navalha ao ter de responder sim ou não. O que dizer quando a pergunta era sobre problemas físicos não tratáveis; portador(a) do vírus HIV positivo, entre outras?

Percebi que eu tinha limites, tolerância, fraquezas. Ou seja, eu não era uma pessoa que conseguiria lidar com determinadas situações graves a ponto de não me violentar ou de acolher despojadamente a criança que viesse para mim com essas características.

"Nunca vi um menino tão risonho". Essa é a frase que mais ouvimos desde que André se tornou parte de nossas vidas. Era uma sexta-feira, final do dia. Meu marido recebeu o tão aguardado telefonema do Fórum de Santo Amaro, zona sul da capital paulista. "Sr. Moraes, tem um bebê de 40 dias esperando pela sua visita". Ele quase caiu da cadeira. Ligou para mim. Eu estava no trabalho. Choramos os dois.

Passamos o final de semana na maior expectativa, já que só poderíamos vê-lo na segunda. Fomos viajar com um casal de amigos e suas duas filhas, a mais nova nossa afilhada de 8 anos. O assunto não poderia ser outro: o bebê, como seria a carinha dele, qual nome lhe daríamos. As únicas informações de que dispúnhamos era de que se tratava de um menino de 40 dias que estava em um lar administrado por freiras carmelitas, no bairro do Morumbi.

Na segunda, meu marido e eu só não amanhecemos no fórum, porque ele abre a uma da tarde. Pegamos o ofício assinado pelo juiz que nos autorizava a visitá-lo. Fomos correndo para lá. Na entrada do prédio simples, alguns brinquedos davam a pista de que ali era um lar para crianças abandonadas. Um cavalinho de pau, um triciclo, um carrinho. A freira que nos atendeu com um sorriso pediu que esperássemos na sala ao lado da recepção. Logo apareceu outra freira que nos conduziu ao dormitório onde ficavam os bebês. Uma terceira estava lá com André no colo. Loirinho, quase sem cabelo, quando abriu os olhinhos azuis e trocamos os primeiros olhares, não tivemos dúvida. Era ele. Tínhamos encontrado nosso filho.

Fiquei tão emocionada que minhas mãos suavam, e só não chorei copiosamente para não molhar a roupinha dele. Com o bebê no colo, meu marido se acercou e ficamos ali, os três, a nossa família. Após seis anos tentando ter um filho, André era o final perfeito para essa história. Ou seria o começo?

A nossa vontade era levá-lo logo para casa. Mas como não tínhamos nem fralda, nem mamadeira, nem berço, nem banheira, nem carrinho, ou seja, nada, fomos obrigados a deixá-lo aos cuidados das freirinhas por mais um dia e meio, enquanto preparávamos a casa para recebê-lo. Ah! E eu também tive de comunicar ao meu chefe que o bebê havia chegado. Tinha acabado de assumir um cargo de confiança em uma grande organização e não poderia me dar ao luxo de tirar a licença-maternidade. Ele me felicitou, me deu o resto da semana de folga e disse para eu fazer horários alternativos de modo a poder me dividir entre meus dois novos desafios. Enquanto isso, o papai ficou em casa lavando as roupinhas e outras peças do enxoval recém-comprado.

No dia marcado, fomos buscar o André. Nunca me esquecerei. Ele estava com uma roupinha azul e vermelha, com gola, sem pezinho. Eu o aninhei em meus braços para dar a primeira mamadeira, enquanto o papai coruja fazia fotos e mais fotos. Depois de um tempo que nos pareceu uma eternidade (estávamos loucos para lamber a cria), fomos para nossa casa. Ao chegar, nos sentamos no sofá, com a nossa gatinha curiosa para ver o que havia naquele "pacotinho", e aí, sim, choramos.

Choramos por antecipar a felicidade que André iria trazer a nossas vidas. Choramos por todos os anos em que tentamos ter um filho. Choramos por finalmente sermos pais. Choramos, ainda, por termos sido abençoados com uma criança tão especial. Uma criança que, logo descobriríamos, era mais do que risonha. Era, e é, genuinamente feliz, sentimento alimentado pelo nosso enorme amor.

Oito meses depois, meu marido e eu só podemos agradecer pela vinda do André. Ele veio na hora e no tempo certos. Também veio da forma certa. Hoje tenho certeza de que não faz a mínima diferença ser filho da barriga ou do coração. O importante é amar e ser amado, ter a chance de pegar um pequeno ser e ensiná-lo a ser gente, a ter valores, a respeitar os outros e, principalmente, a ser feliz. Se pudesse resumir em uma frase a minha experiência com a adoção, diria: "Se soubesse que era tão bom, teria adotado antes".

Cristina Zahar Eggers e Moraes Eggers
um casal de jornalistas que passou pela experiência da adoção em 2007.

Reunião geral de explicação

A primeira reunião geral da qual participei foi com a Cida, assistente social, Andréa e Maria Helena, ambas psicólogas, e a dra. Wanderleya, promotora de justiça.

No fórum havia muitos casais de todas as idades, etnias e classe social. Estava bem apreensiva, ansiosa e muito curiosa para saber o que eles tinham para me falar. Olhava para os lados, tentando me aproximar de alguém, mas, na verdade, fiquei bem quietinha anotando tudo o que era dito na reunião.

Dra. Wanderleya foi muito direta em suas colocações. Tenho ainda hoje anotadas suas recomendações:

- As pessoas que vão adotar devem se lembrar: são os casais para as crianças, e não as crianças para os casais;
- Idade de 0 a 3 anos: não é comum na Vara da Infância;
- Atualmente há 300 cadastros na fila de pretendentes que desejam adotar um recém-nascido branco;
- Os pais deveriam pensar em abrir o leque de opções em relação à idade, cor, deficiência;
- Todos devem participar do GAASP – Grupo de Apoio e do Projeto Acolher;
- Existe uma idealização para adotar uma criança, a maioria quer um bebê lindo, sadio, tipo os bebês que se vê nas propagandas de TV;
- Adoção não é para satisfazer o desejo dos adultos;
- Os pais adotivos devem quebrar os paradigmas e os preconceitos;
- O candidato, depois de aprovado, leva em torno de 18 meses para ter a adoção finalizada.

"Meu Deus do céu! Vai demorar muito para eu ter meu filho comigo. Não posso desanimar", era o pensamento que enchia minha cabeça ao sair da reunião.

Em princípio, como a grande maioria, eu também queria um bebê recém-nascido, sem irmãos, com saúde perfeita, ou seja, um "bilhete premiado".

Mas consegui perceber meu egoísmo, admiti que estava pensando muito mais em mim, na minha necessidade de ser mãe, do que nas necessidades da criança a ser adotada.

Procurei, então, ser menos egoísta e abrir mão de algumas exigências pessoais para que eu pudesse cuidar de alguém, ter o meu filhinho, mas respeitando minhas idealizações e possibilidades.

Muitos pais não querem assumir o ônus de criar gêmeos ou trigêmeos, e muito menos crianças com necessidades ou cuidados especiais.

Ora, se eu fosse ter um filho biológico, que garantias teria de que, após a fertilização, seria mãe de um único bebê, e sadio? Pensando nisso, coloquei no meu perfil que aceitava gêmeos, trigêmeos ou crianças que necessitassem de cuidados especiais.

O "jeitinho brasileiro" para a adoção

Várias pessoas sabiam que eu queria adotar, porque nunca escondi de ninguém tal fato. Muito pelo contrário, meus amigos mais íntimos e parentes sabiam todas as etapas pelas quais eu estava passando.

Recebi várias propostas de fazer a adoção de um modo ilegal. A criança viria com a certidão de nascimento no meu nome, como se eu realmente a tivesse gestado. Diziam-me que não haveria problema, justificando que alguém próximo faria todo o trâmite de modo muito rápido e seguro. A cada proposta a tentação batia à minha porta. Quanto mais demorava o processo, mais as pessoas me falavam:

– Regina, é seguro e tranqüilo, a criança vem de uma cidadezinha do nordeste, do sul ou de qualquer lugar do país, não tem erro.

Apesar da tentação, em momento algum me passou a idéia de adotar ilegalmente.

Diante de situações como essas, quem deseja adotar uma criança deve pensar muito bem antes de aceitar tais propostas. Uma prática ilegal quer dizer crime, que, uma vez descoberto, leva à prisão, não só de quem providenciou a adoção ilegal, mas também de quem adotou, advindo automaticamente a perda da guarda da criança.

Será que esta é a história que um pai ou uma mãe quer contar ao seu filho? E mais! Como conviver com a intranqüilidade quanto à procedência; a insegurança de estar fazendo algo errado; o exemplo de falta de ética, de moral, que está transmitindo ao filho que pretende educar?

É preciso pensar muito antes de tomar uma atitude como esta, porque, depois, será tarde para se arrepender.

O processo pelas vias legais é a garantia de tranqüilidade para todos.

Adoção

No Brasil, a adoção válida é aquela que cumpre os procedimentos previstos no Estatuto da Criança e do Adolescente - ECA.

É, para o adulto, a possibilidade de ter um filho sem procriação. Para a criança, o direito de ter uma família, sem manter com ela laços de consangüinidade.

Depende da vontade de quem se habilita a adotar. No entanto, somente o Poder Judiciário tem autoridade para estabelecer a filiação por meio da adoção.

São requisitos básicos para se inscrever no cadastro de adotantes da Vara de Infância e Juventude: ter 18 anos de idade e ser 16 anos mais velho que a criança ou adolescente, não importando o estado civil.

É possível que os candidatos à adoção, após entrevista psicossocial, sejam recusados (artigo 29 do ECA).

A fila do cadastro se movimenta na direção do interesse da criança. Não segue, por isso, o rigor cronológico.

É proibida adoção por procuração. Considera-se crime registrar filho de outrem com se fosse próprio. Não existe adoção passada em cartório ou tabelionato.

São convidados para o estágio de convivência com a criança ou adolescente, aqueles que tiveram seu cadastro aprovado.

Finda a aproximação, que dependerá mais da criança que do adulto, tem início o período de adaptação, legalizado pelo termo de guarda.

O tempo dessa guarda depende do sucesso da inter-relação da criança ou adolescente com os futuros pais. Geralmente é dispensado maior tempo, quanto maior for a idade do adotando(a). O estágio pode ser interrompido, em caso de revelar-se inadequada a adoção. A equipe interprofissional da Vara da Infância e Juventude acompanha de perto as fases desse convívio inicial.

A adoção é irrevogável e se constitui por sentença judicial da qual não caiba mais recurso. Depois disso, não existirá nenhum acompanhamento do juiz e de sua equipe.

Na condição de filho dos adotantes, com todos os direitos e deveres assegurados por lei, recebe o(a) adotado(a) nova certidão de nascimento, sem nenhum registro quanto à origem da filiação.

No caso específico de Regina Vaz e seu filho Rodrigo, aconteceu o que já se verificou em outros procedimentos de adoção. O bebê tinha necessidades especiais e urgentes (internado na UTI) e a mãe biológica abrira mão de seu papel parental para que seu filho pudesse ser adotado. Do cadastro de pessoas interessadas em adotar, elegeu-se aquela que melhor atenderia às necessidades da criança, ou seja, Regina Vaz. Teve início a aproximação com o recém-nascido. Concedeu-se a guarda provisória, para o estágio de convivência. Durante o período que antecedeu a adoção, revelou-se positiva a relação entre adotante e adotando. Na última avaliação psicossocial, a conclusão da equipe técnica atestou a viabilidade da adoção. O parecer da Representante do Ministério Público também foi favorável. Seguiu-se, finalmente, a sentença judicial, que determinou a expedição de nova certidão de nascimento.

    Dr. Iasin Issa Ahmed
    Juiz

Reunião no Projeto Acolher

O Projeto Acolher, do Grupo de Apoio à Adoção e à Convivência Familiar, é um espaço de acolhimento e integração de pessoas que se tornaram pais ou filhos pela adoção.

Na reunião geral da qual participei, a assistente social recomendou que todos participássemos do Projeto com o intuito de se inteirar das possíveis dificuldades e alegrias no convívio com a criança adotada.

Movida pelo desejo de realizar meu sonho, segui todos os passos recomendados.

Na escola municipal, onde se desenvolvia o Projeto, havia muitas crianças correndo de um lado para outro, enquanto os casais chegavam trazendo refrigerantes, doces, salgados. Todos ali tinham algo em comum, a expectativa a respeito do que seria dito e quais os caminhos ainda teríamos que percorrer para adotar.

Na abertura da reunião, foi-nos explicado que o Projeto Acolher não é um órgão oficial nem abrigo. É uma entidade de pais e mães que convivem entre si e com outras pessoas, cujo traço comum é o de que todos ou possuem filhos adotivos, ou estão em processo para adoção. Nas reuniões mensais do Projeto, cujo objetivo é unir as crianças e as experiências comuns de cada um, o clima é sempre descontraído e muito agradável.

As pessoas que estão na fila se apresentam, contam por que resolveram adotar e em que parte do processo se encontram, depois, os casais que adotaram contam suas experiências, e é aberto espaço às perguntas.

Saí daquela reunião feliz e mais calma, entendendo um pouco mais sobre o processo de adoção.

Entrevista com a assistente social e a psicóloga

O dia da entrevista com a psicóloga e a assistente social me deixou muito, mas muito ansiosa mesmo.

Minha primeira formação é Serviço Social. Exerci esta profissão, fazendo muitas entrevistas na Delegacia da Mulher, no SOS Menor, no hospital e na prefeitura. Mas, então, eu estava do outro lado da mesa. Agora, sendo a entrevistada, sentia-me aflita. Por mais que soubesse, na teoria, o que aconteceria, não conseguia me tranqüilizar.

Almocei na casa de minha mãe e depois, ao entrar no carro, chorei. Estava muito ansiosa, nervosa, com medo, mil receios, sem saber o que elas me perguntariam.

Enfim, saí com bastante tempo de antecedência, não queria encontrar nenhum congestionamento, não queria que nada atrapalhasse meu objetivo. E, mais ainda, precisava dirigir devagar, porque a apreensão me acompanhava.

No caminho, liguei para meu irmão na tentativa de me acalmar. Perguntei-lhe o que achava que a psicóloga e a assistente social me perguntariam durante a entrevista. Em vez de uma resposta, ele me perguntou:

– Por que você quer adotar uma criança?

Durante o trajeto, fiquei pensando no que meu irmão perguntara, e respondia para mim mesma, às vezes falava alto para me ouvir. Não podia ser qualquer resposta. O importante não era agradar a assistente social ou a psicóloga, e sim abrir meu coração, responder com muita sinceridade.

A entrevista durou aproximadamente uma hora, tempo em que perdi litros de suor por causa da ansiedade. Elas quiseram saber sobre minha infância, como era a convivência com meus irmãos, pais e familiares, o que estudei, e várias outras perguntas sobre o meu passado. Depois, tentando sondar o presente, me perguntaram por que não tive filhos, como foram meus casamentos; qual era a minha profissão; como iria conciliar a vida pessoal com a profissional. Mas, elas, o tempo todo, me deixaram bem à vontade. Apesar do meu nervosismo, foi bem tranqüilo todo o processo da entrevista.

Eu, "grávida"!

Depois da entrevista com a assistente social e a psicóloga, fui comunicada que ambas haviam dado seu consentimento e, por isso, agendariam a entrevista com o juiz, última etapa de entrevistas.

Durante a entrevista, o juiz, dr. Iasin, me perguntou o porquê da adoção, se eu tinha certeza do que queria, disse-me que minha vida já era muito tumultuada, agitada, com muitos compromissos; como eu iria colocar uma criança no meio disso tudo.

Ao final da conversa, ele deu seu veredicto. Eu poderia, sim, ser uma mãe adotiva. Eu acabava de receber a confirmação de que estava apta para a adoção.

Ao sair do Fórum, eu já estava grávida, gravidíssima!

A partir dali, comecei a me preparar mais e mais. Era impressionante como meu corpo e minha mente mudaram a partir daquele momento. Aquela sentença era o primeiro e único "exame de sangue positivo" para gravidez que recebi. Acho que não preciso dizer o impacto disso em mim, da minha emoção, da minha felicidade, não é mesmo?

É verdade que, apesar de grávida, eu não sabia quanto tempo duraria esta gestação. Diferente das outras mulheres, minha gestação era por um tempo não determinado! E, ao contrário delas, recebi a orientação de que não deveria comprar nada, nenhuma peça de roupa, nenhum enxoval. Era preciso esperar a criança chegar. Não deveria nem montar o quarto do bebê. Minha ansiedade era enorme. Por mim, eu já montaria o quarto todo branco, compraria as lembrancinhas e todo o enxoval naquele momento, antes mesmo de chegar em casa.

Mas esperei. Agora o sonho estava próximo de se realizar!

O apoio dos amigos

Sempre fui uma pessoa do tipo que organiza festas de final de ano, mantém atualizados os contatos dos ex-alunos, manda bip, e-mails para que as pessoas não se percam no tempo. Sempre gostei de reunir amigos, fosse para aniversários ou mesmo sem nenhum motivo específico para comemoração. A amizade sempre foi, e é, algo que preservo, gosto e me deixa muito feliz. Faço do meu lema as palavras daquela música: "Amigo é coisa pra se guardar do lado esquerdo do peito".

Quando fiquei sabendo que "estava grávida", mandei um e-mail para os meus amigos. Eles sabiam do meu sonho, que eu estava no processo de adoção e das minhas expectativas. Eu queria compartilhar esse momento especial da minha vida com eles!

O e-mail dizia mais ou menos assim:

Assunto: Deus sabe a hora!!!!
TENHO NOVIDADES!!!!!!
Fui aprovada para adoção!!!!! Entrei na fila!!!!
Tô grávida!!!!! Só não sei quanto tempo vai durar "minha gestação"!!!

Só Deus é quem sabe, porque é Ele que me enviará meu filho ou filha... Estou muito emocionada e feliz!!!!

Para falar a verdade, estou chorando e rindo à toa!

Já tenho os nomes: **Rodrigo ou Roberta**

O difícil é esperar... Que ansiedade enormeeeeeeeee

Quero compartilhar isso com vocês!!!!

Grande beijo

Meus amados amigos e parentes receberam a minha melhor notícia, e não tardaram a se manifestar.

Todas elas, sem exceção, me fizeram mais uma vez perceber o quanto estava certa em minhas ações.

Re, Tudo tem a sua hora e a sua chegou!!! Parabéns. Quando será o chá de bebê?
Beijos,
Adriana

Re, Parabéns. Conte conosco. Estaremos aí no final da semana que vem.
Beijos,
Andréa V.

Você é uma mulher forte, decidida, empreendedora, acredita em si e em seus sonhos, e isso a torna uma pessoa diferente e especial. Quanto maiores os sonhos, maior a responsabilidade e maiores serão os problemas. Você está dando um grande passo! Amigos de verdade não ajudam, simplesmente agem com naturalidade; não esperam retribuição de atos, simplesmente fazem. Por isso não há o que agradecer, eu apenas amo você. Avante mulher, temos uma estrada longa pela frente. Seu filho está a caminho, e que seja bem-vindo!
Beijos,
Deborah

P A R A B É N S !!!!!!!!!!!!!!!!!!!! Deus sabe o que faz!!! Muita, muita, muita sorte, paz e alegria pra vocês dois!!! Nós amamos vocês.
Beijão!
Marco B.F.

Re, não importa quanto tempo irá demorar... A paciência e a esperança são a melhor virtude. Parabéns! Espero que seja menina - Matheus agradece.
Rsssss
Cunha

Parabéns, adorei saber a notícia. Vamos criar essas crianças juntas, rsss
Bjus
Débora Cristina

Re, Parabéns! E nós aqui estamos emocionadas, pois minha mamis está aqui comigo agora. E pode ter certeza que Deus sabe a hora. Sucesso nessa nova etapa de sua vida, muita luz para o Digo ou a Beta rsrsrsrsrsrsrsrsrs.
Beijocas
Gaby

Parabéns Re!!!! Estou torcendo pra dar tudo certo!
Beijos.
Jana

Parabéns!!!!! A Roberta será bem cuidada, 2 Matheus, 2 João Pedro, 1 Lucas e 1 Américo.... haja guarda costas!!!!!!!!
Luciano

Parabéns mamãe!!!!! Deus é mesmo porreta!!!!!
Beijos
Marcia V.

Vamos torcer por você.
Beijos
Sandra O.

Oi Regina, ontem mesmo pensei nisso e me perguntei se tinha desistido, pois você não falou mais no assunto. Agora fiquei muito feliz por você.... Vamos todas aguardar e acompanhar essa gravidez juntas. Felicidades... Que Deus traga o que for mais parecido com você.

Beijo

Marina

Regina, que Deus conceda esta grande felicidade logo logo logo..... E que Roberta ou Rodrigo cheguem com saúde, pois amor sei que não faltará........

Um grande beijo, e um abraço muito forte.

Nelia

Muitos parabéns e tomara que tudo corra bem!!!

Beijos

Nilton

Querida Re, quanto à notícia, que presente divino você recebeu, e olha que esse avisaram antes que ele estava chegando, só para você se preparar melhor. Papai do céu realmente te adora.

Parabéns

Beijos

Rogéria

A adoção

Primeira chamada

Mas, o coração não balançou...

Eu estava no Fórum, tranqüilamente, já apta e com toda a documentação entregue. De repente, o juiz me chamou:

– Temos uma menina de 30 dias para adoção. Ela está na sala. Você quer conhecê-la? Ela tem mais dois irmãos.

Um frio enorme me preencheu por dentro, minhas pernas tremeram. Respondi que sim, e durante uma eternidade caminhei curtos e poucos passos para entrar na sala.

Lá dentro vi um bebê pequeno, perfeito, e perguntei se podia pegá-lo no colo. Já nos meus braços, a meninazinha me olhava, ou não, com um olhar disperso e longe. Fiquei com ela por uns 15 minutos, enquanto a promotora e o juiz conversavam comigo. Depois, a assistente social veio e pegou a bebê.

Ficamos nós três na sala, o juiz, a promotora e eu. Eles me perguntaram o que senti. Fiquei com vergonha de responder, mas disse a verdade: "Nada, absolutamente nada!".

Eles perceberam meu constrangimento e me disseram que, quando eu conhecesse a criança que seria o meu filho, meu coração bateria forte, eu sentiria algo diferente. Achei aquilo muito estranho. Para falar a verdade, não acreditava muito nessa história, não conseguia assimilá-la. Como eu poderia encontrar com uma criança que nunca vi e sentir alguma coisa?

Enquanto saía do Fórum senti-me muito mal, pensando: "Por que não senti nada por aquela bebezinha?". Uma imensa culpa tomou conta de mim. "Se quero mesmo adotar, por que meu coração não balançou? Será que um dia vou sentir algo diferente? Acho que não."

1º dia
Agora sim! Ele me encontrou!

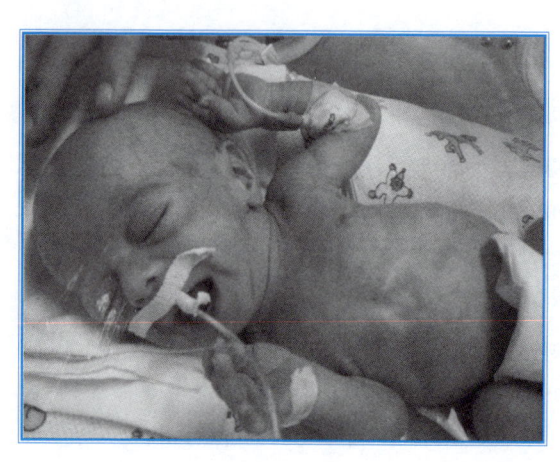

Meu Rodrigo, aos 16 dias de vida.

Às dez horas a assistente social ligou no meu celular e me disse que havia um menino, com 16 dias de vida, que estava na UTI por ter alguns problemas de saúde. Perguntou se eu gostaria de conhecê-lo, respondi que sim, e marcamos a reunião no Fórum para as 14 horas. Imediatamente cancelei a agenda do dia.

Meu coração batia forte, disparado. Comecei a imaginar um monte de coisas. Como seria a carinha dele? Por que ele está na UTI? Será que é algo muito sério? E se ele tiver irmãos? Como será que chegou para adoção? As dúvidas, os medos, a ansiedade aumentavam a cada momento.

Naquele momento, minha vida profissional estava de cabeça para baixo. Eu estava fazendo mudanças sérias na empresa, na minha carreira, modo de atuar com os clientes, estratégias novas, escrevendo meu terceiro livro e com novos desafios chegando. Profissionalmente eu passava por uma crise muito grande de questionamentos nunca antes analisados. Financeiramente a situação era crítica, porque o que entrava era menos do que as despesas, e isso estava me deixando muito preocupada.

Fisicamente eu estava com disfunção hormonal. Meu exame de sangue dera alteração da prolactina, hormônio que se altera quando a mulher está grávida ou amamentando, o que não era o meu caso. O médico achou que era por causa da medicação que eu tomava na época. Até meu corpo estava grávido... Não era só psicológico!

Liguei para Deborah, minha amiga, e disse que precisava que ela fosse comigo a um lugar. Pedi que não me perguntasse nada, apenas que me encontrasse às 13 horas.

Assim combinado, nos encontramos e fomos para o Fórum. O juiz e a promotora conversaram comigo e minha amiga. Disseram-me que era um menino com 1,715 kg, e apresentava sérios problemas de saúde. O parto tinha sido cesariana, e a genitora já havia feito toda a documentação abrindo mão da criança.

Eu tremia como vara verde, tentava disfarçar, mas tudo em vão, meu nervosismo era visível. Não consegui ouvir metade do que eles falaram. Só conseguia pensar em ir para o hospital ver a criança. A assistente social fez o ofício para eu poder entrar. Na despedida, o juiz me disse:

– Vá com calma. Deixe seu coração responder. Veja se "bate" quando você olhar para ele.

Primeira visita

No caminho até o hospital não consegui conversar com a Deborah, já estava chorando, com os nervos à flor da pele. Mil pensamentos vinham à minha cabeça. Ela tentava em vão me acalmar e me dizia:

– Lembre-se! Abra o seu coração e entenda seus sentimentos!

Depois de uma hora e meia, que me pareceram dias, chegamos ao hospital. Aquele tinha sido o caminho mais longo que eu já percorrera em toda minha vida. Fui direto ao Serviço Social, onde a assistente social já me aguardava.

Fomos para a UTI. Troquei de roupa, lavei as mãos, coloquei a touca e a máscara. Olhei para Deborah suplicando por ajuda, eu não conseguiria agüentar aqueles minutos de espera, mas minha amiga também estava bem ansiosa. Pouco depois a assistente social me chamou:

– Vamos!

Entramos num corredor e seguimos na direção da placa UTI Neonatal. Ao entrar naquela sala, vi várias incubadoras e enfermeiras. Uma delas me olhou e apontou para uma das incubadoras, dizendo-me:

– É este o bebê!

Meu Deus!!!! Como é difícil colocar em palavras o que senti naquele momento. A sensação é de que eu estava entrando em trabalho de parto, um parto emocional, mas, mesmo assim, um parto!

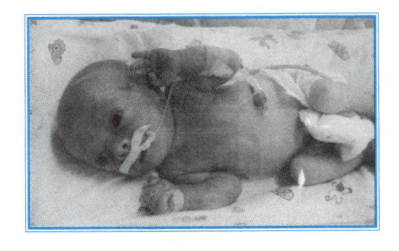

Os olhos sempre a me acompanhar!

Quando me aproximei da incubadora vi um bebê bem pequeno, magrinho, com vários fios e soro. Seus olhos me chamaram a atenção. Vivos, atentos, expressivos... Não deu! Desabei em lágrimas.

A enfermeira, com toda sua sensibilidade, disse que eu podia colocar a mão nele. Tremendo muito, fui para o outro lado para abrir a portinha da incubadora e colocar as mãos. Exatamente nesse momento ele me acompanhou com os olhos.

Não tive dúvida! Era o meu filho!

Eu olhava fixamente para aquele menininho minúsculo, magro, muito magro, aparecendo as costelas, com a barriga estufada. Ele estava tão fragilizado, que seus bracinhos não mais suportavam as agulhas necessárias para administração de soro e medicamentos, por isso haviam buscado as veias de sua cabecinha, que tinha sido raspada para que pudessem alcançar as veias do seu sistema sangüíneo. Uma cena impactante, chocante!

Logo depois, a assistente social chamou uma médica para conversar comigo. Ela me descreveu todos os problemas do bebê. Os mais críticos eram: Síndrome da Aspiração de Mecônio e Índice de APGAR = 2.[5] Este último traduzia o quanto a situação da saúde de Rodrigo era muito crítica ao nascer.

---

5. Mecônio é um material fecal produzido pelo feto, normalmente expelido nas primeiras doze horas após o nascimento. Quando expelido antes do parto indica sofrimento fetal, e sua inalação ainda dentro da placenta pode causar obstrução respiratória e inflamação das vias aéreas. O Índice de APGAR é obrigatoriamente checado a cada nascimento, e consiste na análise, pelo neonatologista, entre o 1o e o 5o minuto de vida do recém-nascido, de cinco itens físicos: cor da pele, freqüência cardíaca, esforço respiratório, tônus muscular e irritabilidade reversa. Noventa por cento das crianças apresentam, ao nascer, um índice entre 8 e 10.

A médica me informou ainda que ele havia sido entubado, recebera respiração mecânica e, após dez dias na UTI, e já com alta prevista, tivera uma infecção muito grave e precisou tomar antibiótico. Rodrigo passara a ter alimentação parenteral, por via venosa. Por causa da dilatação do abdome, não podia receber leite. Desde então estava sob luz artificial e precisava de sangue, porque estava anêmico e muito fraco.

Seu estado geral era considerado **muito** grave mesmo. Não era possível saber se sobreviveria, e, caso sobrevivesse, quais seriam as seqüelas.

Atônita, sob o efeito daquele impacto, eu me perguntava: "O que será que posso fazer para ajudá-lo?".

A assistente social me disse:

– Você está muito emocionada, precisa pensar com calma para ver se vai querer ficar com ele. O caso é grave, e você precisa ter consciência disso.

Nem titubeei na resposta:

– Ele é meu filho! Vou fazer o possível e o impossível para ajudá-lo.

A idéia de deixá-lo no hospital me desesperava. Queria ficar com ele, segurando, acalentando, beijando, dando-lhe todo o carinho possível. Mas eu não podia ficar, então, disse para a assistente social:

– Por favor... Avise ao Fórum que ele é o meu filho Rodrigo!

Saí de lá completamente atordoada, abobalhada, zonza, feliz, com medo, parecia estar sonhando.

Eu não sabia o que viria nos próximos dias, quais surpresas agradáveis ou desagradáveis eu teria. Mas uma certeza eu carregava dentro do meu coração: Aquela criança era o meu filho!

O filho que, mesmo não tendo sido gerado por mim, havia me

mostrado, no primeiro instante em que nossas vidas se cruzaram, que ele tinha vindo ao mundo para ser o meu Rodrigo.

Mesmo sendo apenas um recém-nascido, seu olhar vivo a me acompanhar dentro da UTI comprovou a existência de um destino comum em nossas vidas que, a partir daquele instante, não mais se separariam.

No caminho, eu e Deborah conversamos, mas aqueles olhinhos arregalados me pedindo socorro não saíam de minha cabeça.

O telefone toca e do outro lado está minha grande amiga e irmã por adoção.

- MEU FILHO CHEGOU!

Quando nos demos conta, tomadas pela emoção, já estávamos a caminho do hospital.

Foi com muita honra que pude estar presente neste momento. A felicidade dela foi a minha, pois ela iria realizar seu grande sonho: SER MÃE.

Tão pequeno, tão frágil, mas com um poder e uma força de um gigante, Rodrigo já sabia o que queria, sabia que íamos chegar, já nos esperava, e com seu olhar penetrante e insistente nos conquistou, sem deixar nenhuma dúvida!

Rodrigo, você chegou para ficar e ocupar seu espaço nesta família linda e no meu coração.

Deborah

A família aumentou!
Minha mãe

Liguei para minha mãe, já era começo da noite, e disse que estava tratando de um assunto sério, que a Deborah estava comigo e que estávamos a caminho para jantarmos juntas.

Cheguei à casa dela com os olhos de choro. Ela me olhou assustada e perguntou:

– O que aconteceu?

Nós três nos sentamos e eu disse:

– Mãe, o Rodrigo chegou!

Ela olhou para a Deborah:

– Mas ele não vinha perto do Natal?

O filho da Deborah também se chama Rodrigo e estava morando em Londres. A Deborah respondeu:

– Dona Laura, não é o meu Rodrigo.

Ela me olhou:

– Mas de qual Rodrigo então você está falando?

– Mãe! O nosso Rodrigo! Meu filho chegou!

Quase matei minha mãe do coração. Ela fez tantas perguntas, que eu nem sabia como responder.

Mais uma vez a minha mãe estava ao meu lado! E com seu afeto e desprendimento já fazia planos e tentava buscar "soluções".

Quando tudo começou...

Era uma tarde de novembro em que eu seguia a rotina costumeira de me debruçar na leitura e correção dos trabalhos de minhas alunas da universidade, quando chegou a Regina, me abraçou e disse: "O Rodrigo chegou!". Imediatamente olhei para a sua amiga, que tem um filho chamado Rodrigo, que estava para chegar de Londres, onde morava, e perguntei se ele havia antecipado a viagem. Ela, com um olhar assustado, me respondeu que não era o dela, e sim o nosso Rodrigo.

Fiquei impactada, assustada, e reagi negando o que ouvia. Pedi a ela que tivesse calma, ainda era cedo para saber se ele sobreviveria, devido à precariedade de vida em que se encontrava, e que contivesse sua ansiedade, e a minha.

Ela não tinha dúvidas. Seu filho tão desejado e sonhado chegara!

Vivi momentos que oscilavam entre o medo e a esperança, a coragem e o desamparo.

Essa criança chegava tão precária, exatamente como eu me sentia, no crepúsculo da vida, num balanço de vida e, honestamente, num momento de quase abandono, deixando a vida me levar com tantos sonhos adiados, e já numa quase resignação.

Ao vê-lo na UTI pela primeira vez, ele me tocou. Do seu corpinho frágil, esquelético, envolto em fios, sondas e cateteres, seus olhos grandes vivos buscavam o olhar do outro. E o outro, naquele momento, era eu num pedido de socorro!

Eu me acovardando diante da vida, e ele lutando bravamente para viver. O pacto estava firmado. Seu olhar passou a ocupar toda a minha mente. A cada ida ao hospital, o desejo de que ele resistisse e sobrevivesse.

Ele precisava muito de calor humano, e eu passei a ser a avó canguru. Com ele grudado no peito, passei a ter um sentimento de muito amor e ternura por ele. A cada exame a angústia de esperar pelos resultados. E se houvesse seqüelas? Teríamos forças, condições de cuidá-lo?

E assim ele entrou como um turbilhão em nossas vidas e foi se instalando como um posseiro dentro do meu coração. Ocupou o quarto vazio do filho que já cresceu, bateu asas e voou!

Ele bagunçou com a rotina da minha vida. Se antes não tinha compromisso para voltar para casa, hoje faço tudo com o pensamento voltado para ele. Entro em casa perscrutando onde ele estará: se tomando sol, se brincando, olhando o balançar das folhas das palmeiras ou dormindo placidamente no seu berço. Subo as escadas aos saltos, lépida, esquecida da artrose que me travava em outros momentos. Busco por ele, e ele responde com um largo sorriso. O mundo fica doce.

Em outros momentos, tem um olhar sério, ou quase triste. Por quais labirintos mergulha os seus pensamentos? É um olhar indagador! Um mundinho a se decifrar, acolher, proteger, e tudo fazer para que seja ele feliz.

Passados todos os medos, a resistência, as incertezas, hoje ele faz parte da minha vida!

Vovó Laura

Meu pai

Da casa da minha mãe fomos para a do meu pai, que abriu a porta amarelo de medo, sem saber qual seria a notícia que precisava ser dita naquela noite.

Agora era a vez dele de tomar um baita susto.

Contei-lhe da chegada do Rodrigo, como meu filho estava e que ele seria avô.

Ele tentou disfarçar o susto, mas não conseguiu. Ficou me olhando meio longe, catatônico. Eu o chamei:

– Pai! Por favor, diz alguma coisa!

Ele não conseguia. Entendi seu momento de surpresa.

Um anjo pousou em nossas vidas!

Aquela noite não teria sido diferente das demais. Depois de assistir ao telejornal, dei um clique no televisor e procurei algo mais prazeroso com o que me ocupar.

Naquela noite primaveril de novembro, mal iniciara a leitura de um livro quando minha atenção foi desviada pelo som do telefone da sala de jantar. Aquela chamada, com certeza, traria para nós um acontecimento inesquecível.

Ao atendê-lo, senti de imediato, do outro lado, a voz extremamente ansiosa de minha filha Regina dizendo que precisava falar urgente comigo e se eu a receberia naquela hora da noite. Durante o tempo de espera que levou do telefonema à sua chegada em minha residência, que me pareceu uma eternidade, os mais absurdos pensamentos passaram pela minha cabeça, desde um misto de medo, de incertezas e, por que não, até um certo descontrole emocional.

Quando a recebi, minha filha estava acompanhada de sua melhor amiga, Deborah, o que aumentou ainda mais minha angustiosa curiosidade. Ela se sentou no sofá da sala de visitas, suas mãos estavam geladas e trêmulas, e seu rosto pálido refletia uma expressão incontida de quem tinha um segredo bombástico para relatar.

Apertando nervosamente os dedos das mãos olhou para mim e pronunciou poucas palavras, mas que, com certeza, passariam a representar para ela, daquele momento em diante, o mesmo prazer, a mesma euforia de quem havia ganho uma sorte grande ou quiçá algo que não pudesse ser traduzido em meras palavras: "O MEU FILHO CHEGOU!", e me pediu algo para beber, certamente para afogar sua emoção.

Regina sempre adorou crianças, e seus quatro sobrinhos, filhos de seu irmão, têm por ela devotado amor. Em seus dois casamentos, ela não engravidou, quem sabe a mãe natureza, em sua infinita sabedoria, lhe tivesse reservado algo mais sublime para compensar suas frustrações anteriores.

Jamais minha filha tirou de seus principais objetivos de vida a criação de um filho, e como ser mãe biológica por algum motivo lhe fora negado, ela não se revoltou nem se amaldiçoou por isso, e para concretizar seus sonhos, partiu para a segunda alternativa: conseguir um filho adotivo.

Inscreveu-se no processo seletivo para adoção de uma criança, passando por todas aquelas entrevistas necessárias que são exigidas para essa enorme responsabilidade a ser assumida.

Finalmente, em meados de novembro seu sonho começara a ser realizado, quando o Juizado da Infância lhe comunicara que havia um recém-nascido em condições de adoção.

Rodrigo nasceu prematuramente, com apenas 1,715 kg. Quando fui visitá-lo pela primeira vez, alguns dias após seu nascimento, encontrei-o em uma incubadora de UTI neonatal envolto numa parafernália de tubos e fios, e a cena daquele anjo tão pequenino, frágil e seminu, tocou emocionalmente meu coração, e tive que desviar a vista para que as lágrimas não me traíssem. Achei-o tão indefeso que, confesso, naquele momento temi pela sua sobrevivência.

Escrevendo este fato, fico imaginando a que ponto deve ter chegado a emoção da minha filha quando Rodrigo lhe foi apresentado pelas enfermeiras que dele cuidavam diuturnamente.

Alguns dias após o nascimento, recebi uma foto da mãe com o filho no colo, e por um longo tempo fiquei olhando para ela, incrédulo, admirando sua expressão com o ainda frágil Rodrigo encostado em seu corpo, exprimindo um delicioso bocejo que parecia transmitir uma sensação de paz e satisfação, indiferente aos problemas do mundo que ele desconhece e que um dia terá que enfrentar.

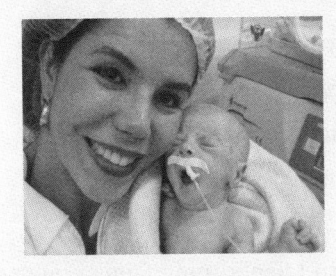

O sorriso de Regina com meu neto em seus braços.

As palavras "Mãe feliz", usadas por você ao me enviar aquela foto abraçando seu filho, refletem em seu rosto, com absoluta certeza, a alegria da conquista e, por outro lado, lhe darão forças para enfrentar por certo o maior desafio em sua vida, que, temos certeza, você também suplantará com garra e amor.

Com o passar dos dias, a vida dos dois aos poucos vai se tornando cada vez mais real, e levará algum tempo para ser totalmente absorvido, pois seu filho vem operando uma transformação total em sua vida e em nós também, que passamos a dividir as emoções desse acontecimento. É como você escreveu em algum momento: "Minha vida antes e depois do Rodrigo".

Em que pese todo o sofrimento por que passou nos primeiros dias de seu nascimento, Rodrigo já é um vencedor, e hoje, com quase cinco meses, é uma criança forte e sorridente, cercada de muito amor e apoio de seus amigos e familiares.

Vovô Alfredo

Liguei para a minha irmã, minha cunhada, meu irmão, meus tios. Liguei para toda a família. Todos ouviram e se emocionaram muito.

Meu afilhado de sete anos perguntou:

– Tia, é menino ou menina?

– É menino, ele se chama Rodrigo.

– Oba, oba! Um homem!

Para quem tem três irmãs, era a possibilidade de andar a cavalo, brincar de polícia e ladrão, caçar, fazer coisas de meninos!

Lógico que minha vontade era contar para o mundo que eu era mãe, que o meu tão esperado filho tinha chegado, que eu o tinha visto de pertinho e que ele era lindo!

Eu sou uma mulher de muita sorte! Tenho uma família que, apesar das brigas, se ama, está sempre presente, ajudando uns aos outros, e amigos que me apóiam e me ajudam.

Depois do meu pai, liguei para a Sonia e para a Ana. Disse que precisávamos falar com elas urgentemente, e tinha que ser agora, apesar de já ser dez horas da noite. Lógico que, como "boas fadinhas", elas nem perguntaram por que e foram ao encontro. Vibramos muito naquela noite, senti que meu filho teria muitas "tias tortas" maravilhosas!

Fui para minha casa com o coração inchado de tanta felicidade, amor, alegria. O melhor dia da minha vida! Difícil foi dormir!

2º dia
É preciso engordar

Dia da Consciência Negra, feriado em São Paulo.

Muito cedo ainda o telefone tocou. Do outro lado da linha está meu pai:

– Meu neto está muito fraquinho e precisa de muitos cuidados!

– Pai... Como é? O que você está dizendo?

– Acabei de sair do hospital e de ver o Rodrigo. Que olhos enormes que ele tem!
– Pai! Ele não é lindo!?
– Lindo não, minha filha! Ele é muito magrinho e pequeno!

Quanta emoção saber da reação de meu pai. Mesmo atônito na noite anterior, quando o informei da sua condição de novo avô, sua atitude na primeira hora da manhã foi conhecer o neto. Não me importou naquele momento sua absoluta racionalidade diante da situação, afinal, era disso mesmo que eu precisava: pessoas racionais para equilibrar o momento de grande emoção que vivia. O Rodrigo continuava (e continua), aos meus olhos, a ser o lindão, maravilhoso, bonitão.

Fui mais uma vez ao hospital para ver o Rodrigo e uma grata surpresa me foi proporcionada pelas enfermeiras. Pela primeira vez elas me permitiram ter meu filho no colo, em meus braços!

Que tremedeira! Fiquei paralisada, sem jeito pela total falta de experiência, ainda mais com uma criança tão pequena e merecedora de tantos cuidados... O medo e a felicidade eram imensos. Fiquei tão tensa que à noite, para dormir, precisei tomar um remédio para relaxar a musculatura, retesada pela emoção.

Durante a visita, a médica me disse que o objetivo, agora, era o Rodrigo engordar trinta gramas por dia.

Não, eu não escrevi errado. Ela disse 30 gramas mesmo!

Caso ele conseguisse, significava que estava reagindo bem às medicações, a infecção estaria diminuindo e que seu estado geral era de melhora.

Comecei ali, junto com ele, a aprender que pequenos detalhes podem ter um grande e forte significado.

Para mim, ganho de peso significava quinhentos gramas ou um quilo, mas trinta gramas? Sim! Este era o desafio para o meu pequeno Rodrigo.

Mesmo sem entender quase nada do que lia, comecei a acompanhar a prancheta médica pendurada em frente a sua incubadora, queria ter a certeza que meu pequeno grande guerreiro estava vencendo a batalha... E que batalha!

3º dia
Guarda provisória

Meu medo de perder o Rodrigo era enorme. Eu nunca tinha entrado em uma UTI Neonatal, e aquilo mexia demais com meus sentimentos. É terrível olhar aqueles minúsculos e magríssimos seres nas incubadoras, ligados a fios, soros e aparelhos. É muito triste! Os olhos enormes do meu filho me pedindo ajuda, socorro, penetravam profundamente em mim. Eu queria, a todo custo, que ele sarasse de vez, engordasse e não ficasse com seqüelas.

Meu pânico era que ele tivesse alguma coisa mais séria, que os exames ainda não tivessem acusado, ou que seu estado piorasse e ele não tivesse o socorro necessário. Cada minuto era muito significativo para ele, e para mim. A iminência da perda me acompanhava a todo instante.

Eu pensava nele vinte e quatro horas sem parar!

Quando recebi a Guarda Provisória do Rodrigo, imediatamente a encaminhei ao plano de saúde, a fim de incluí-lo como meu dependente.

Como a lei é clara no sentido da adoção, ou seja, legalmente o menor adotado torna-se dependente legítimo do adotante e, como tal, deve ser incluído, acreditei que seria um trâmite tranqüilo, uma simples rotina.

Após o fax enviado para o plano de saúde, solicitei a transferência do Rodrigo para uma maternidade particular. Não que ele não estivesse sendo bem assistido no hospital em que estava, mas porque assim ele ficaria mais perto de mim, e, ainda, liberaríamos uma vaga na UTI pública para outra criança que dela necessitasse.

Mas, contra tudo que eu pudesse pensar, ali começava uma batalha ferrenha, uma verdadeira guerra.

As atendentes do plano de saúde, a cada ligação que eu fazia, me deixavam, no mínimo, vinte minutos na espera, transferiam a ligação para outra atendente, diziam que agilizariam a ambulância... Mas nada acontecia.

Depois de um dia todo discutindo e implorando ao plano de saúde o que eu e Rodrigo tínhamos por direito legal, ficou agendado que ele seria transferido na manhã seguinte bem cedo.

Por causa da transferência, sua alimentação parenteral precisou ser suspensa.

Fui até a maternidade particular e avisei que meu filho seria transferido na manhã seguinte, solicitando que todos os procedimentos médicos fossem antecipadamente providenciados. A sala da UTI já estava preparada, aguardando somente a chegada de Rodrigo.

4º dia
Começa a briga com o plano de saúde

Eu e minha mãe chegamos ao hospital às seis e meia da manhã. As atendentes continuavam a informar que a ambulância viria buscar o meu Rodrigo, mas infelizmente nunca chegava.

Meu filho estava pronto para a transferência, continuava sem alimentação parenteral e com um mínimo de leite, ingerido através da seringa, que caía direto no seu estômago.

Minha angústia era enorme, tomava conta de mim o desespero de uma mãe em ver que seu filho precisava ser acolhido, mas só tinha como resposta o pouco-caso do plano de saúde. Eu estava completamente fora de mim.

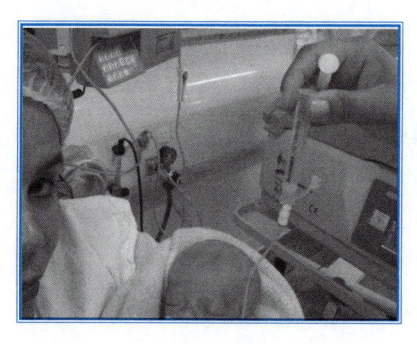

Enquanto esperávamos pela transferência, Rodrigo era alimentado pela seringa.

Eu e minha mãe ficamos 12 horas esperando a ambulância chegar! Um absurdo a falta de respeito e consideração! Falamos várias e várias vezes com as atendentes. A cada ligação uma atendente diferente atendia, mas todas respondiam que nada podiam fazer.

As lágrimas escorriam pelo meu rosto! Minha mãe tentava, em vão, manter a tranqüilidade e me acalmar!

Enfim, a péssima surpresa chegou. O departamento jurídico do plano de saúde havia "brecado" a inclusão do Rodrigo. Quando consegui falar com a dra. Alessandra, advogada do plano, fui tratada com muito desrespeito, falta de educação, sem o mínimo de consideração. Ao invés de ela tratar da situação legal do fato em si, sua maior preocupação era me questionar como eu havia conseguido o telefone do departamento jurídico, que eu não podia ficar ligando lá, que devia falar somente com o atendimento ao cliente.

Criada a situação de impasse pelo plano de saúde, sem alternativa me dirigi ao Fórum. Fui atendida pela dra. Maria Cristina, promotora de justiça pública, que, muito atenciosa, compreendeu todo o meu drama. Senti-me acolhida com a ajuda daquela autoridade.

Dra. Maria Cristina contatou por telefone o advogado do plano de saúde, que solicitou novos documentos. Finalmente ela compreendeu as manobras do plano de saúde, e disse, com a autoridade que lhe é deferida, ao advogado do plano:

– O plano de saúde não está mais brigando com a senhora Regina Vaz, e sim com o Ministério Público. Os senhores estão desacatando uma lei federal. Eu tenho 12 anos como promotora da Vara de Infância e Juventude e nunca vi uma situação igual a esta.

Minhas lágrimas escorriam, meu coração parecia vir até a boca. Eu não acreditava que uma empresa como aquela se recusasse a atender meu filho.

Mas, dentro do Fórum circulam anjos, e mais uma vez um deles me ajudou. O juiz me disse que eu poderia procurar o Juizado Especial para ver a possibilidade de receber ajuda lá.

5º dia
Intervenção do Juizado Especial

Fui para o Juizado Especial com toda a documentação de minha empresa, as fotos e a documentação do Rodrigo. Mais uma vez, para minha alegria, os profissionais que ali encontrei foram muito sensíveis, educados e eficientes. Senti-me muito bem acolhida. Fui prontamente atendida, ouvida e valorizada. No momento psicológico em que me encontrava, foi muito importante receber tamanho carinho, atenção e respeito.

Minha cunhada Andréa veio do interior para ver seu novo sobrinho. Fiquei muito feliz com a presença dela, eu estava sem fôlego, precisava de "sangue novo" no suporte emocional. Há cinco dias eu mandava fax, documentos, ligava, ficava 20, 30 minutos com as atendentes do plano para resolver uma situação absurda.

Àquela altura, minha resistência estava a zero. De repente, Leandro, um amigo da família, apareceu e, com sua disponibilidade e carinho, me "carregou no colo", e foi, comigo e a Andréa, dirigindo o carro até o plano de saúde, onde eu deveria protocolar e entregar nas mãos do advogado da empresa a ordem judicial.

Era sexta-feira, 17 horas, e o trânsito estava caótico. Meu maior receio era de que não chegássemos a tempo de protocolar o recebimento da ordem judicial, adiando para a semana seguinte o fim do meu suplício.

Já na empresa, assim que o advogado nos recebeu carimbou o ofício judicial e afirmou-me que em quinze minutos o "menor" estaria incluído no plano de saúde. Entrei no elevador e chorei, chorei muito, abraçada a minha querida cunhada. Senti-me uma verdadeira mãe, aquela mãe que batalha e luta pela sobrevivência e a saúde seu filho.

Depois de duas horas de trânsito infernal, chegamos ao hospital, e pude matar um pouquinho a saudade do meu Rodrigo.

Ele estava sem alimentação parenteral, tomando apenas 10 ml de leite materno a cada três horas, ou seja, praticamente nada. Continuava com os antibióticos. Veio-me à mente a lembrança da necessidade de ele ganhar 30 gramas de peso por dia, e a preocupação novamente tomou conta de mim.

O plano de saúde ligou, avisando que a autorização para o Rodrigo ser transferido para o hospital "B" estava pronta e que a ambulância poderia ir naquele momento buscá-lo.

Acontece que eu não queira o hospital "B". Eu queria, e era meu direito, a maternidade "A", aquela que, do meu ponto de vista, era a mais apropriada para o quadro do meu filho.

Discuti o problema com a empresa, mas não consegui a liberação para a transferência à maternidade por mim escolhida. Não autorizei a transferência. Não aceitaria mais aceitar as imposições do plano de saúde.

Eu estava há cinco dias esperando uma posição positiva do plano. Há cinco dias eu não sabia mais o que era dormir nem me alimentar direito.

Fui embora para casa com dor de cabeça, uma enxaqueca muito forte, náuseas, tontura, gastrite. Meu corpo estava muito cansado, meu emocional estava no rés do chão. Não agüentava mais brigar com o plano de saúde. Acreditava que minha preocupação deveria ser com a saúde e bem-estar do meu filho, e não em brigar por algo que era meu por direito.

Eu chorava muito, estava muito desgastada, cansada! Não entendia por que um plano de saúde tão renomado estava usando de tantas firulas jurídicas com o único objetivo de atrasar a inclusão do *meu* filho no *meu* plano? E agora, que já haviam incluído, porque não podem aceitar a maternidade que escolhi, e que é credenciada por eles? Tantas perguntas, mas nenhuma resposta. Eu não queria acreditar que tudo era pelo torpe motivo mercantil, simplesmente financeiro.

Para poder melhorar fisicamente, fui ao pronto-socorro, porque minha enxaqueca aumentava, minhas náuseas não passavam e minha gastrite surtava. Depois de medicada me dirigi para a casa de minha amiga Deborah. Seu filho, que há 18 meses estava na Europa, havia chegado e eles haviam me convidado para a comemoração. Eu estava exausta, mas, mesmo assim, passei por lá para dar um beijo em todos eles.

Meu amigo Marcelo estava na festa e deu de presente para a nova mãe, EU, um perfume Prada. Puxa, como me senti feliz.

– Nossa! Meu primeiro presente como mãe!

Quando vi o Rodrigo fiquei muito sensibilizada por vários fatores: um, pela relativa gravidade de seu estado de saúde, e por você poder ser frustrada em seu sonho, com uma possível perda. Mas, por outro lado, me deu uma enorme força e vontade de ajudar a salvar aquela vida, por ver que você estava procurando salvar uma vida, dando mais esperança para aquele bebê. Assim me propus a ajudar no que você precisasse.

Acho que o fato de ele ser adotado só aumentou o meu envolvimento. Pois se trata de uma vida da qual não conhecemos a vivência anterior, necessitando de amor em dobro.

Meu envolvimento foi muito intenso e foquei o pensamento na oportunidade que o Rodrigo estava tendo de ter uma família.

Pode contar comigo para o que der e vier. A situação atual do Rodrigo mostra que você está sendo uma mãe muito especial.

Andréa - tia do Rodrigo

Quando minha tia me falou que ela ia adotar um bebê eu fiquei muito feliz, pois até que enfim ela realizou o sonho dela. Porque ela sempre ficava falando que queria um filho, mas ela não tinha marido.

Eu nem liguei quando ela me falou que ia ser adotado. Ela estava muito feliz. Mas o Rodrigo passou por muitas dificuldades no hospital e sempre antes de dormir eu rezava, e ficava pedindo pra dar tudo certo com ela e o meu novo primo, e Deus ouviu o que eu pedi.

Mas às vezes eu ficava com um pouco de dúvida: "nossa será que a minha tia vai conseguir cuidar de um bebê? Como vai ser como mãe?". E ela conseguiu.

Ela sempre usava jóia, e agora quase nem usa, às vezes até eu fico com dó dela... rsrs... Mas ela vai ter que se acostumar, pois ele vai crescer.

Eu penso que quem adota uma criança é um milagre, porque ser mãe deve ser uma coisa que toda mulher quer ser. Mas eu penso, nem todas, porque às vezes a mulher fica pedindo para Deus um filho e Deus dá, e tem mãe que até chega a pegar a criança e joga no rio, e depois fala que ainda ama o bebê, e isso não é nem um pouco legal. Às vezes passa esses noticiários na TV e eu até choro.

Então eu nunca fui, nem vou ser contra a adoção. E agora, o Rodrigo pode não ser meu primo de sangue, mas eu vou amar ele como se fosse um.

Tia, não sei se você gostou, eu só escrevi isso e também não sei se tá bom.

Bjoss Rafa[6]

---

6. Esta é a minha sobrinha Rafaella, de 10 anos, filha da Andréa

6º dia
A família me dando colo

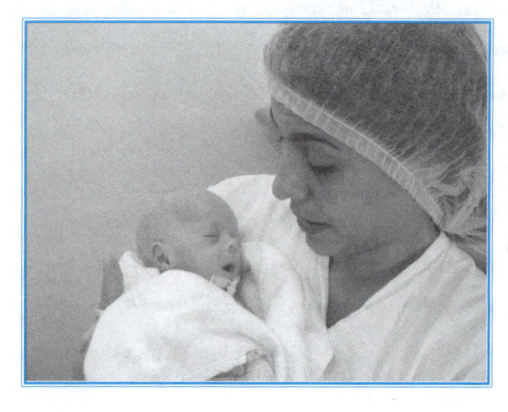

Minha irmã, Raquel, com o nosso pequeno grande vitorioso.

Meus tios Dora e José João e minha prima Júlia vieram de Garça; minha irmã Raquel, meu cunhado Marco, meus dois sobrinhos, Carol e Victor, vieram de Curitiba para me visitar e conhecer o Rodrigo.

Fiquei muito feliz com a chegada deles. Senti-me amada, valorizada. Receber o apoio das pessoas de minha família me ajudou muito a enfrentar cada problema que eu passava com o plano e a incerteza da saúde do Rodrigo. O imenso carinho que todos transmitiam faziam que eu me sentisse muito bem com todos eles ao meu lado.

Sou uma pessoa privilegiada. Sei que há famílias que não participam, não se ajudam. Mas, sempre que tenho conhecimento de casos assim, penso "Azar deles. O que eles vão levar dessa vida?".

Meu tio José João, a Julia e o Marco foram comigo até a maternidade "A" para checar a vaga para o Rodrigo. Depois, fomos para o hospital onde meu filho permanecia internado.

Quando meu tio, que é médico, viu o Rodrigo, disse que ele estava magro, frágil, mas seu tônus de vida era muito grande. Pediu que eu tivesse calma, e que meu filho precisava era de muito carinho, colo, atenção, e ganhar peso, porque ainda estava bem magro. Fiquei mais tranqüila com aquelas palavras técnicas, sábias e carinhosas de meu querido médico-amigo-tio. Um homem muito sensível, amado, que sempre esteve ao meu lado, tanto nos momentos alegres como nos difíceis e importantes, como este.

Meu cunhado Marco, antes de entrar para a família "trapo" (a minha), era um homem discreto, afastado e contido. Hoje, todo o amor que ele tinha trancado a sete chaves no peito é demonstrado a cada momento. Agora, seu silêncio diz muitas coisas maravilhosas!

7º dia
Transferência de hospital

Acordei bem cedo e fui para o hospital com Raquel, minha irmã, ver o Rodrigo. Quando ela o viu, ficou muito emocionada, abalada, desconcertada. Coloquei meu filho em seu colo, e quase meu pequeno Rodrigo se afoga com suas lágrimas emocionadas. Ela nunca tinha carregado um recém-nascido no colo sem um travesseiro, mas, mesmo assim, com as mãos trêmulas, Raquel conseguiu. O problema foi na hora de colocar a fralda, que ela quis colocar do lado contrário, o que tornava tudo mais difícil, principalmente para alguém inexperiente como ela. Seu carinho, afeto, amor transbordaram nos primeiros segundos em que viu seu sobrinho.

Rodrigo,

É difícil colocar em palavras todos os sentimentos que afloraram com sua chegada.

Quando soube de você, me assustei muito, e disse pra sua mãe que não era o momento.

Ainda não tinha te visto, porque moro em outro Estado, e era muito fácil questionar e até criticar.

Muito contrariada com a idéia, fui a São Paulo para ver a situação e te conhecer.

No momento que olhei para você senti uma dor enorme e um arrependimento sem fim. Como pude ser tão ignorante e pensar somente com a razão até então.

Tremi, chorei, e não queria te pegar de jeito algum. Um ser tão frágil, pequeno, e com poucas chances de sobreviver.

Seus olhos me invadiram, me dominaram, fiquei sem forças para segurar pouco mais de um quilo.

Sua mãe propositalmente me deixou sozinha com você. E entre o pânico e as lágrimas, pedi perdão a Deus, e que Ele te deixasse entre nós.

Você me ensinou persistência, determinação e vontade de viver.

Hoje você é saudável, alegre, dá gargalhadas, sim, gargalhadas. Como se mostrasse a todos que têm o privilégio de te conhecer o sentido da vida.

Vida que se tornou melhor e mais feliz com a sua chegada.

Só fisicamente continuo afastada de você. É impossível esquecê-lo. Amo você, meu sobrinho, desde o primeiro minuto que te vi. E vou te amar até o último de minha vida. Obrigada por ter vindo!!!!

Tia Quel

Por volta das onze horas, meu telefone tocou e, finalmente, recebi a notícia de que o plano de saúde havia autorizado a transferência do Rodrigo para a maternidade "A".

Sem poder acreditar no que estava acontecendo, voei para o hospital público com a Deborah. Assim que cheguei, Rodrigo já estava preparado para ser transferido. Minutos depois a ambulância UTI chegou com uma médica e uma enfermeira.

Foram momentos muito tensos, de muito medo. Acompanhar meu filho, na incubadora, sendo colocado na ambulância me fez perder o ar. Mas eu sabia que nem podia sequer pensar em ter um chilique ou desmaiar. Meu filho precisava de mim ao seu lado!

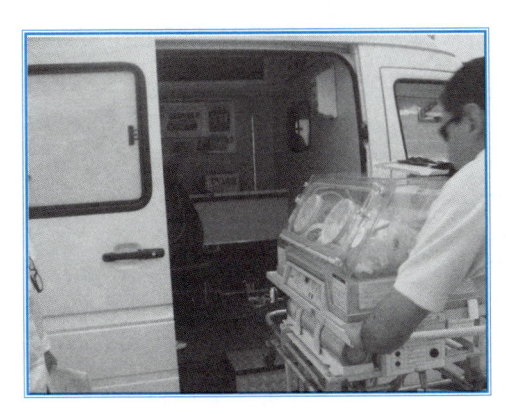

Aí começava um dos momentos mais tensos, a transferência de hospital.

No momento em que o motorista ligou as sirenes, o farol e as luzes começaram a piscar, fiquei mais apreensiva, e rezava para que não tivesse trânsito, nem alagamento, para que Rodrigo passasse bem durante o trajeto.

Fiquei muito decepcionada com a falta de respeito de vários motoristas que vêem a ambulância, ouvem a sirene, mas não saem da frente nem dão passagem. Será que estes motoristas imaginam que ali dentro tem pessoas que estão passeando? Minha vontade era descer e esganar cada uma dessas pessoas que não respeitam seu próximo e se sentem donos da rua. Quanto egoísmo!

É publicamente sabido que em todos os lugares é expressamente proibido ligar qualquer sirene de veículo de emergência a não ser que seja absolutamente necessário e somente depois de recebida autorização de um profissional de controle superior.

Portanto, quando estiver dirigindo e ouvir uma sirene atrás de você, tenha certeza de que ali vem uma emergência de verdade. E, pelo amor de Deus, saia da frente e dê passagem!

Como o Rodrigo vinha de outro hospital, ficaria em isolamento, um quarto de UTI, onde poderiam ficar apenas ele, eu e uma enfermeira 24 horas.

Chegando à Maternidade "A", a equipe médica já o esperava. O primeiro médico que atendeu o Rodrigo pediu vários exames, retirou a sonda que ia para o estômago e o soro do braço, depois, meu filho tomou um belo de um banho.

Ali começava uma nova etapa!

Um pouco depois, uma enfermeira me pediu:

– Mãe, por favor, me entregue a sacola com as roupas do nenê!

Eu olhei para ela e respondi:

– Eu não tenho!

– Então, pede para alguém buscar na sua casa.

– Não tenho nenhuma roupa. Ele chegou, mas somente agora vou poder providenciar tudo.

Ela sorriu e disse:

– Então... Vamos aguardar!

Quando me sentei na cadeira do quarto com o Rodrigo e a enfermeira na sala, relaxei... E chorei. Muito! Eu sabia que vencêramos mais uma batalha!

8º dia
Uma nova etapa

Meu pai escolheu e comprou as primeiras roupinhas do Rodrigo. Mais uma vez, meu amado pai me surpreendeu! Jamais poderia imaginar que um homem com 70 anos tivesse a iniciativa para comprar roupas para um bebê, o seu neto. Quase não acreditei quando ele chegou carregado de sacolas ao hospital.

Foi o avô do Rodrigo quem o aqueceu pela primeira vez. Sei que foi a forma mais concreta que meu pai encontrou para dizer ao Rodrigo o quanto o amava.

Eu estava começando a ficar mais tranqüila, a respirar melhor. Depois de todo o estresse pelo qual passara por causa da inclusão do Rodrigo no plano de saúde e sua transferência para a maternidade "A", agora me sentia um pouco menos angustiada.

Todos os exames foram refeitos, e mais uma série foi solicitada. Eu não conhecia os antecedentes do meu filho, e disse aos médicos que gostaria de um levantamento completo. Meu pedido foi aceito na mesma hora, porque os médicos eram da mesma opinião.

Eu não tinha medo de descobrir algo grave. Independente do que descobrisse, estava mais que disposta a fazer qualquer coisa para ajudá-lo.

Avó canguru

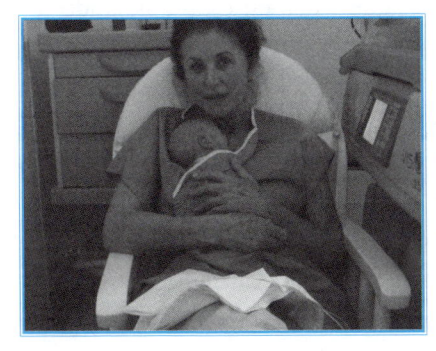

Minha mãe, a avó canguru, doando o que há de mais precioso, amor, calor e carinho.

Mãe canguru é uma prática que visa à humanização do atendimento em hospitais a bebês prematuros de baixo peso. Integrantes da família permanecem com o bebê em seu colo, transmitindo-lhe calor, carinho e segurança.

Certamente você já viu ou ouviu falar desta prática. Mas, e de avó canguru?

Pois é... Amor de mãe é isso!

Quem está na foto é a minha mãe. Com ela, tudo é possível. Sua disponibilidade física e emocional é impressionante. Nunca se cansa, está sempre disponível para ajudar, sempre presente, nos momentos felizes e nos pesados e angustiantes também.

Ela, como uma estudiosa, sabia que o recém-nascido abaixo do peso precisa de contato físico, de aconchego, carinho, afeto. Então, imediatamente resolveu se transformar em avó canguru. O Rodrigo ficava horas e horas encostado ao peito dela. O tempo todo ela fazia contato "olho no olho" e conversava com ele.

Posso garantir que a cadeira em que sentávamos na maternidade não era a das mais confortáveis, mas quem se importa com isso no momento em que se sente tanto calor e amor vindo de um ser tão pequeno, frágil, e ao mesmo tempo tão forte, que lutava dia a dia!

Dentro daquele redemoinho de emoções, medos, ansiedade, eu me sentia bem fragilizada. Naquele dia, eu estava andando no corredor do hospital quando vi meu irmão ali parado.

Meu Deus, que vontade de abraçá-lo e beijá-lo fortemente, agradecer por estar ao meu lado. Sua postura esguia, forte, às vezes demonstra muita frieza e autodefesa. Não é muito fácil de entender, mas ali dentro reside um coração repleto de amor.

Ao me ver, veio me entregar uma sacola, dizendo:

– Esse presente é para o Rodrigo.

Ali dentro estava a roupinha mais linda e chique que meu filho recebeu.

– Venha vê-lo – pedi.

– Eu estou muito gripado.

– E daí? Vem ver.

Meu irmão entrou timidamente na UTI, tentando acomodar o avental que mal cabia nele. Ao olhar para o Rodrigo, ele disse:

– Força garoto! Você vai sair dessa!

Realmente, o que eu e o Rodrigo mais precisávamos era de muita, muita força, e, principalmente, do afeto de minha família.

9º dia
Mamando no peito

Eu não queria dar mamadeira nem chupeta para o Rodrigo. Ele só "mamava" no copo.

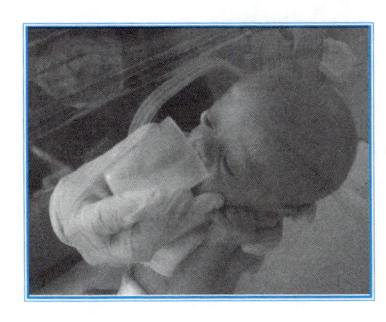

Meu querido mamando no copo.

Para falar a verdade, eu queria amamentá-lo desde o começo. Já tinha ouvido falar de mães que tinham adotado e conseguiram produzir leite materno.

Procurei o médico que atendia o Rodrigo e lhe perguntei o que deveria fazer para conseguir ter leite. Ele me explicou que naturalmente era muito difícil. Que as mulheres que conseguem, fazem uma preparação e tomam remédios para induzir a formação de leite. Ele falava com muito cuidado, percebi que não queria que eu me animasse e depois me frustrasse. Fiquei bem desanimada com aquela conversa.

Quando estava sozinha com a enfermeira, ela me disse:

– Mas você pode tentar, certo?

Ela me abriu um sorriso encorajador, e fomos para a ação! Eu estava muito animada, otimista, com a certeza de que eu teria leite.

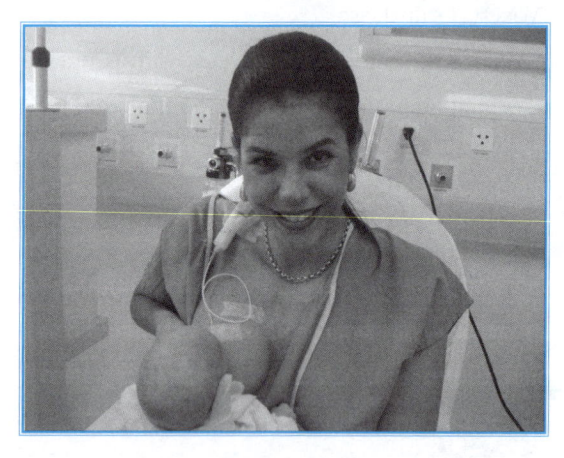

Amamentação: um ato sagrado.

Colocamos uma sonda no meu seio. Uma ponta ficava grudada no mamilo, na outra extremidade a seringa com o leite ficava presa no meu ombro. Conforme Rodrigo sugava o bico do meu seio, o leite da seringa descia, alimentando-o e, pela sucção, estimulando minhas glândulas mamárias. Dei um nome para esse método de amamentação: "engana Rodrigo"! O processo era bem demorado, requeria muita calma, dedicação e tranqüilidade.

A enfermeira, com sua habilidade, dedicação e carinho, conseguia colocar a boquinha dele inteira no meu mamilo. Quando ele pegou e sugou pela primeira vez, eu comecei a chorar! Que sensação maravilhosa! Ele sugava com muita força, e, quando parava, o leite não descia.

Eu estava nas nuvens, sentido-me muito bem, e entre uma mamada e outra ia ao Banco de Leite fazer a estimulação.

Sempre tomei muita água. Agora, tentando amamentar meu filho, eu podia esquecer qualquer coisa, menos a garrafinha de água, minha companheira inseparável.

Lembra? Eu já disse que nos exames havia dado alteração no hormônio prolactina. Agora, com o estímulo, meus seios começaram a produzir colostro.

Quando apertei o peito e saíram as primeiras gotas do colostro, não pude me conter. Literalmente pulei de alegria e de emoção diante da possibilidade de amamentar meu Rodrigo. As enfermeiras vibravam e compartilhavam minha alegria.

Minha ansiedade era tanta, que eu queria estimular o tempo todo as glândulas mamárias. Ou era o Rodrigo ou a máquina de bomba de leite nos meus seios. Afinal, eu me sentia mais mãe podendo amamentá-lo do meu próprio leite. Mesmo não tendo sido eu a gerá-lo, era de mim que ele receberia suas primeiras proteções biológicas, o seu verdadeiro antibiótico natural, o leite materno. Eu era, então, mais mãe que nunca.

Naquele dia, o médico me trouxe o resultado do exame dos rins.

Não foi nada bom. Fiquei muito assustada. Havia várias pedrinhas, muita areia, nos rins do meu filho. "Tão pequenininho, e já com pedras", pensei.

Segundo o médico, havia duas preocupações. Uma, das pedras andarem e ele ter cólica renal – quem já teve pode imaginar. Esta é uma dor insuportável para um adulto, imagine então para um recém-nascido, e prematuro –; e a outra, as infecções urinárias. Fiquei angustiada com aquele resultado. Não havia nada a fazer, a não ser monitorar, e rezar!

10º dia
Cada minuto é mais uma etapa vencida

Desde o começo, mesmo ainda no hospital, eu dava banho no Rodrigo. Além de querer aprender, eu me sentia muito bem e percebia que aos poucos nossos vínculos iam se fortalecendo.

Quando eu tirava a roupa do Rodrigo, ele começava a berrar e não parava nem quando eu o colocava na água. As enfermeiras me disseram que ele se sentia desprotegido sem a roupa.

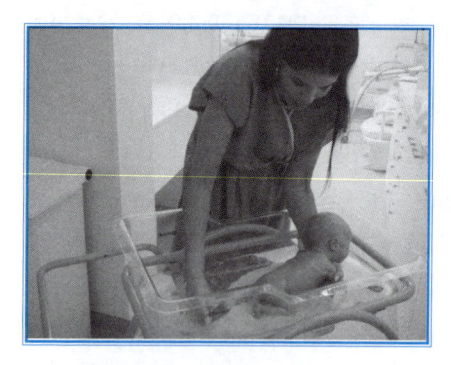

Um banho relaxante, com muito amor e carinho.

Então, heureca! Tive a idéia de colocar uma gaze na mão dele. Pronto! Ele não gritava mais, ficava segurando aquele paninho, olhando para mim. E eu, menos nervosa, agora conseguia lhe dar um banho bem relaxante.

A enfermeira me ensinou o banho técnico, feito em duas etapas. Primeiro você enrola o bebê como um charutinho, lava a cabeça dele, mas sem enfiá-lo na banheira, depois é que você lava o corpo. Não gostei! Não queria o banho técnico, queria o banho do amor, do afeto, do relacionamento.

O médico entrou na UTI com o resultado do exame do coração de Rodrigo, que partiu o meu. Segundo o laudo, Rodrigo era cardiopata congênito, ou seja, nascera com problema cardiológico. Posso te garantir uma coisa, eu já fiz cinco cirurgias de ovário, algumas em situação de muito estresse, nada se compara com a expectativa e a ansiedade ao ouvir o pediatra falar, explicar o laudo dos exames.

"O que posso fazer para amenizar isso tudo? O que pode acontecer?", minha mente gritava enquanto eu tentava segurar as lágrimas.

O médico da UTI me dizia:

– Aqui, o dia tem literalmente vinte e quatro horas, e cada minuto é muito importante. Não fazemos planos a médio ou longo prazo, o importante é o aqui e o agora.

Para alguém ansiosa como eu, e no papel de mãe, aquilo soava como algo terrível. Como esperar? Odeio esta palavra. Gosto de fazer, de realizar e acontecer. Mas, agora, eu precisava exercitar a paciência, não podia passar toda minha ansiedade para o meu filho.

O próximo exame era refazer o ultra-som do cérebro, porque o primeiro havia mostrado alteração.

Quando o médico entrou na UTI com o equipamento, eu já estava a ponto de ter um ataque.

– O senhor me promete que, independente do resultado, vai me dizer a verdade?

– Claro, pode ter certeza que sim.

Ali dentro não há mais noção de tempo, pelo menos não do tempo normal. O exame durou quinze longos e intermináveis minutos. Eu olhava para o meu filho, quietinho enquanto o médico passava o aparelho em sua minúscula cabecinha. A enfermeira, encostada a uma parede, tinha um olhar sereno. O exame foi concluído.

– O cérebro dele está normal. O que acusou no outro exame eu não vi, mas, mãe, pode ficar tranqüila, ele é perfeito.

Pronto! Lágrimas e mais lágrimas, as batidas fortes do coração sacudiam meu corpo inteiro. Todos os santos e anjos estavam ao meu lado, eles sabiam o que eu sentia ao ouvir aquela notícia tão abençoada e maravilhosa.

11º dia
A Semi-UTI

A melhora de Rodrigo era bem significativa, ele ganhava peso a cada dia. Em relação ao coração e aos rins, nada podíamos fazer, a não ser esperar e acompanhar.

O médico comunicou que seríamos transferidos para a semi-UTI, pois Rodrigo já estava bem melhor e agora começaríamos a prepará-lo para sair do hospital e ir para casa.

Quando chegamos à semi-UTI, odiei o lugar, me senti muito insegura. Antes, Rodrigo tinha uma enfermeira vinte e quatro horas por dia ao seu lado em uma sala exclusiva. Agora, eram vários bebês com suas mães e enfermeiras. O atendimento não era mais intensivo, nem era intensiva a atenção.

Não, eu não estou criticando o hospital nem o procedimento do médico. Por sinal, eles estavam cobertos de razão, a errada era eu, que queria que alguém ficasse ao meu lado e cuidando do meu filho o tempo todo.

Na UTI, quando a enfermeira precisava sair, chamava outra para ocupar seu lugar. Na semi-UTI não havia mais essa proteção.

Obriguei-me a me acalmar, a entender que aquela situação era só porque o Rodrigo estava melhorando a cada dia. Quando tentei expressar meus sentimentos ao médico, ele me disse:

– Eu tenho que te preparar para você ir embora para casa. Afinal, você não vai ficar morando aqui. Eu sei que dá medo, insegurança, por não ter aquela super proteção. Mas agora seu filho não precisa mais disso. O importante é você se tranqüilizar, se preparar emocionalmente para ir embora.

Ele demonstrou muita sensibilidade e compreensão, e me deixou mais tranqüila.

12º dia
E ainda tinha o Bud!

Eu tenho um cachorro, chamado Bud, há nove anos. Ele é muito carinhoso, dengoso e extremamente ciumento. As pessoas me diziam que ele daria muito trabalho assim que o Rodrigo chegasse em casa. Mas, até em relação a isso o hospital me orientou:

– Toda vez que você chegar em casa, coloque a roupa usada do nenê para o cachorro cheirar. Assim, quando você levar seu filho para casa, seu cachorro não vai estranhar.

Dito e feito! Diariamente, lá estava eu colocando as roupinhas do Rodrigo para o Bud cheirar.

Curiosamente, as reações do Bud com as roupinhas do Rodrigo foram muito interessantes. Só no primeiro dia ele cheirou e reagiu como se estivesse farejando algo novo, desconhecido. Nos dias seguintes, quando cheirava as roupinhas, Bud mostrava uma excitação maior, assim como os cães fazem quando o dono chega em casa.

Minha sensação era de que até mesmo o Bud já começava a se preparar para a chegada do Rodrigo. Sentindo-me meio boba, eu tentava racionalizar a situação, criticando-me por aquela idéia absurda. Como um cão pode estar feliz pelo cheiro de alguém que ele nem mesmo conhece?

Dias depois, percebi que minha intuição não estava errada. Ao entrar em casa com Rodrigo nos braços, Bud fez uma festa de recepção especial. Realmente ele também já esperava pelo meu filho.

13º dia
Transfusão

Rodrigo realmente é um guerreiro! Um guerreiro vencedor! Sua recuperação continuava em ritmo acelerado, ganhava peso diariamente. Era uma felicidade imensa ler a prancheta de acompanhamento médico com os resultados positivos do meu campeão.

Mas, então, surgiu uma situação, para mim completamente inesperada. Apesar de sua franca recuperação, ele ainda apresentava um quadro de anemia elevada. A medicação que vinha tomando não estava sendo suficiente para recuperar esta deficiência.

Os médicos, então, recomendaram uma pequena transfusão de sangue. Somente 30 ml.

Emocionalmente abalada, me apavorei diante daquilo. Meu filho receber sangue? Jamais! Pensando em transferir meu próprio sangue, fui conversar com o médico responsável pelo banco de sangue.

– Qual é o seu medo? – ele me perguntou.

– Morro de medo em pensar que meu filho pode receber um sangue doente. Se vocês tirarem o meu, terei certeza de que nada de ruim pode acontecer.

– Veja, o sangue colhido para doação é minuciosamente analisado, pesquisado. Passa por todos os testes. Quando chega para a transfusão está 100% aprovado. O pediatra já lhe explicou que recebendo sangue a melhora do seu filho será muito mais rápida.

Eu estava em pânico. Chorava o tempo todo. E, enquanto desabafava com minha mãe, minha cunhada me ligou, e conseguiu me acalmar:

– Re, eu falei com a dra. Carla. Ela disse que realmente é melhor ele tomar o sangue, que a melhora é muito rápida, que não tem risco. Fique tranqüila, você está fazendo o certo.

Mais equilibrada, mas ainda com medo, dei a autorização para a transfusão. A enfermeira me aconselhou a ir para casa, disse que era melhor eu não ficar à noite para não me emocionar durante o processo.

Eu fui, mas agora sem aquela tranqüilidade que começava a habitar meu coração nos últimos dias. Tentei dormir, mas sobressaltos pelo medo de a qualquer momento receber uma má notícia me fizeram ficar exausta, e somente consegui dormir quando vencida pelo cansaço.

Agora compreendo quão infundados eram meus medos, mas duvido que qualquer mãe em meu lugar não tivesse a mesma reação. Afinal, aquela pequena pérola tinha se tornado a razão da minha vida, eu não podia deixar que nada de ruim lhe acontecesse. E, diante da minha impotência, só me restava mesmo o medo.

14º dia
Um guerreiro vencedor

Finalmente amanheceu. Mal me levantei e já estava pronta para sair, precisava saber como Rodrigo tinha passado a noite, como tinha sido a transfusão. Minhas pernas se moviam ao ritmo de meu pensamento positivo, que me mantinha firme e forte no meio de tantas dificuldades.

Meu menino estava mais corado, mais animado. Quanta felicidade!

Era incrível a capacidade de recuperação do meu pequeno! Fiquei impressionada ao encontrá-lo tão melhor. Sua recuperação agora era nítida, perceptível a qualquer um. Meu coração voltava a apaziguar. Mas ainda era preciso ter muita força e paciência, muita paciência, para acompanhar todo o processo, porque ainda havia o coração e os rins que inspiravam muitos cuidados.

As mães com os seus filhos internados na semi-UTI tinham uma sala com estrutura para poder descansar. Ali se reuniam mulheres que estavam passando por situações as mais complicadas possíveis, com os mais graves problemas que enfrentavam dia-a-dia, minuto a minuto, pela angústia de não saber o que poderia acontecer com seus minúsculos grandes filhos. O calor humano daquela sala aumentava cada vez que uma mãe contava uma pequena melhora de seu filho. Elas sabiam o que eu e o Rodrigo estávamos passando, e me apoiavam e me transmitiam energia positiva o tempo todo. Essa troca de energia nos fortalecia e nos fazia ter ânimo para superar cada dificuldade.

15º dia
Um novo diagnóstico

Cada vez que os médicos diziam que o Rodrigo precisava se submeter a um novo exame ou teste eu suava frio. Mesmo já escaldada por tantos exames e problemas, a hipótese de um novo diagnóstico me punha em estado de apreensão.

Preocupava-me com o perfil do teste ou exame a ser realizado, queria saber se seria invasivo ou doloroso; e depois ficava na expectativa do resultado, sempre torcendo por informações favoráveis.

Nesse dia, logo pela manhã, ele fez o "teste da orelhinha", que objetivava avaliar se tinha problemas de audição.

O resultado não foi conclusivo, Rodrigo não foi 100% aprovado. O médico recomendou que repetíssemos o exame dali a seis meses.

Sou a pessoa que mais acredita na capacidade de recuperação do Rodrigo, sua capacidade de superação é infinita, e sei que também desta ele sairá incólume.

16º dia
Penúltimo dia de semi-UTI

A enfermeira me disse que o Rodrigo teria alta na manhã seguinte.

Em vez de feliz, fiquei apavorada, nervosa. Para dizer a verdade, emudeci. Que pânico! E agora? Eu vou para casa com o nenê, será que vou dar conta do recado? Ele vai continuar melhorando como aqui?

De novo caí em prantos! Diante do meu desespero, a psicóloga do hospital foi chamada para conversar comigo. Sensível, ela entendeu minha situação. Com ela pude extravasar meus sentimentos, angústias, medos, ansiedades, verbalizar, sem esconder o que pensava. Foi uma sensação muito boa. Percebi que eu, como uma perfeccionista e detalhista insuportável, poderia ser menos exigente comigo mesma, mais flexível, menos ansiosa, e, assim, aprender um pouco a cada dia.

Na verdade, esta é a maior lição que estou aprendendo todo dia com Rodrigo. Ele está me ensinando uma nova visão da vida. Estou aprendendo a ser menos perfeccionista, mais paciente, mais tolerante, menos ansiosa, enfim, estou repaginando minha vida. E está sendo extremamente gratificante.

É incrível como uma pessoinha que ainda nem fala tenha tanto a ensinar! Obrigado Rodrigo, por me fazer enxergar uma outra vida, sem dúvida muito melhor do que a que eu considerava ideal.

17º dia
O grande dia: A alta

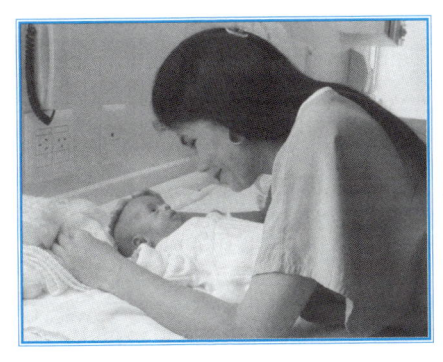

Nós dois, nos preparando para ir para casa.

Chegou o grande dia! O dia da verdade! Rodrigo teve alta!

Ele já não era mais um dependente do hospital para sobreviver. Sua grande guerra estava chegando ao fim. Ele era o grande vencedor.

Dei um gostoso banho no meu pequeno, vesti-o com uma linda roupinha amarela e branca, enquanto trocávamos olhares cúmplices de muita expectativa. O que vai acontecer quando chegarmos em casa?

Por alguns momentos, cheguei a imaginar o que se passaria em seus pensamentos diante daquela situação. Não posso negar que ri internamente quando o imaginei pensando:

"Chiiii! E agora, como vai ser? Será que a mamãe vai conseguir cuidar direitinho de mim? Até agora ela teve suporte de um monte de moças e moços de branco que ensinavam ela direitinho. Acho que vou precisar ter muita paciência com ela."

Guardei suas roupas e todas as suas coisas, e fui me despedindo de cada enfermeira que entrava na sala.

O vínculo que se cria com todas as pessoas em uma UTI ou semi-UTI é muito grande. A gente fica 24 horas ali dentro, com muito medo, insegura, com os nervos à flor da pele. Mas, em compensação, encontra verdadeiros anjos de branco que nos acalenta nos momentos de desespero.

Ali eu vi o que é ser verdadeiramente um profissional que tem paixão pelo que faz! A dedicação ultrapassa a obrigação!

Peguei meu filho no colo e fui saindo devagar. Conforme ia em direção à porta da rua, uma felicidade incomensurável me invadia. Agradecia a Deus por ter conseguido superar as dificuldades e estar indo para casa.

Aquele havia sido um período de muita dor, desespero, expectativa. Mas o carinho, a sabedoria, a atenção, o respeito humano me cercaram em todos os instantes. Dezessete dias que pareceram uma vida inteira; dias que ficarão eternamente gravados em minha memória, e que me servirão de base para a nova vida que ali se iniciou.

Começa uma nova vida

O Rodrigo em casa

Eu morava sozinha. Com a chegada de Rodrigo, fechei meu apartamento e me mudei, em 48 horas, para a casa da minha mãe. Eu precisava do carinho e da ajuda dela para poder cuidar do Rodrigo.

Chegamos em casa, minha mãe me abraçou com muito carinho:

– Sejam muito bem-vindos!

O quarto do Rodrigo ainda estava vazio. Minha tia Dora e a minha cunhada Andréa haviam comprado tudo, mas ainda não tinham entregado.

As salas, o quarto, tudo estava bem limpo, arrumado, cheirando a limpeza. A casa estava bem bonita, o "clima" era de muito carinho.

Rodrigo ficou no moisés, sempre perto de mim, porque, assim, a qualquer respirada mais forte eu podia acudi-lo.

Quando ele mamava no peito através da estimulação, o processo era muito demorado, ele se irritava, e saía pouco leite da seringa. Meu peito estava produzindo pouco leite. O médico me havia dito que seria assim, mas que, com o tempo, a produção poderia aumentar.

Mas, minha mãe, muito sábia, me alertou:

– Filha, o Rodrigo precisa ganhar peso rapidamente, ele já sofreu bastante no hospital, você acha que vale a pena continuar insistindo na amamentação?

Pensei bastante, chorei muito. Queria que meu peito jorrasse leite como uma fonte para eu poder amamentá-lo. Sei dos benefícios que isso traz para a criança, pois o leite materno tem todas as substâncias necessárias para uma criança se desenvolver, sem contar o vínculo emocional. Não tinha medo de que meus seios ficassem flácidos ou caídos, mas, infelizmente, eles não estavam produzindo leite suficiente para eu alimentar meu pequeno filho. Tive de abrir mão de amamentá-lo para que ganhasse peso mais depressa. Abri mão do meu grande desejo em benefício do meu filho. Não foi uma decisão nada fácil, mas muito necessária.

Chá-de-bebê

Ah, a minha amiga Deborah! Sempre se antecipando, lendo meus pensamentos. Uma criatura ímpar, minha irmã de coração.

Somente ela poderia mais uma vez se antecipar e, no dia seguinte de nossa alta do hospital, me proporcionar mais uma surpresa: o chá-de-bebê para a mamãe caloura.

A festa foi na casa da tia Lala, que abriu as portas e seu coração para nos receber com muito carinho.

Em todo o processo de adoção, sempre fui instruída, como disse anteriormente, e obedeci fielmente, que não preparasse nenhum enxoval para o filho a ser adotado, porque, do contrário, as expectativas só crescem e a espera se torna ainda mais angustiante. Quando se está grávida, tem-se consciência de que são nove meses de espera, às vezes até um pouco menos, mas, no caso da adoção, o tempo é indeterminado, o que, por si só, gera muita ansiedade.

Por este motivo, apesar de tão esperado e aguardado, quando Rodrigo chegou foi assim, meio de repente, não tive tempo sequer de preparar o enxoval básico.

Mas, minhas amigas "fadinhas", "poderosas", "maravilhosas", e meus parentes queridos e amados promoveram meu chá-de-bebê. Quanta emoção!

Apesar de toda a felicidade que existia em meu coração por estar levando meu filho para casa, eu estava muito desgastada, esgotada mesmo, por tudo que passara nos últimos dias. Por isso, foi muito bom me sentir amada, acolhida por todas elas. Foi uma verdadeira injeção de ânimo e transfusão de forças para que eu pudesse tocar em frente.

Foi imenso o carinho de todas as pessoas para comigo e meu filho. Quem não pôde ir ao chá-de-bebê me mandou bilhetinhos carinhosos.

Olá Regina, parabéns pela realização do sonho da maternidade!!!

Desejo a você e ao Rodrigo momentos felizes e abençoados.

Desejo também que o vigor da saúde, o acalanto do riso de seu filho, junto com a coragem inabalável que distingue você, sejam permanentes e preencham sua vida como mãe e como mulher.

Verei você e o Rodrigo brevemente, se Deus quiser.

Beijos,

Tita

Cada presente que eu errava elas me pintavam e me envolviam com fitas e laços. No final, fiquei toda desenhada, borrada. Lógico que errei muito, ou melhor, quase todos, pois minha experiência com criança era bem pequena.

Aquela noite foi muito agradável, e, além dos muitos abraços, beijos, carinhos e presentes, nos divertimos muito. Voltei para casa com o carro lotado de sacolas com roupas, brinquedos, banheira... Mas, o que eu levava de mais maravilhoso era a sensação de ter pessoas abençoadas por Deus perto de mim! Isso é coisa para poucas pessoas de sorte, como eu!

É uma delícia dividir meu sonho, minha alegria e felicidade com pessoas próximas que acompanharam cada passo dessa história e torceram para que tudo desse certo. É nesses momentos que percebemos o quanto somos, paradoxalmente, importantes e insignificantes ao mesmo tempo. Que ninguém é uma ilha em si mesmo. Sozinhos pouco podemos, mas em conjunto somos insuperáveis. Atitudes às vezes muito simples podem fazer toda a diferença na vida de uma pessoa. E quando são positivas, ficam guardadas em nosso coração por todo o sempre. Quando negativas, é preciso aprender com elas e extirpá-las de nossa memória para que não nos contaminem por dentro.

Dia-a-dia, noite após noite... Tudo de pernas para o ar

A saúde do Rodrigo ainda estava muito instável, ele estava muito fragilizado, eram vários problemas de saúde. Eu não conseguia relaxar um minuto. Cada vez que ele engasgava ou resmungava eu saía correndo. Não tive mais nenhuma noite de sono tranqüilo. Ele gemia, eu pulava da cama rapidamente para acudi-lo. Sentia-me muito insegura e com medo de que alguma coisa pudesse acontecer. A intranqüilidade era minha companheira, além da incerteza quanto ao futuro. Não dava para curtir os pequenos momentos de felicidade. Entre um sorriso e outro me passavam pensamentos de muito medo. "Será que o coração dele melhorou? Os rins se desenvolveram? Ele está ganhando peso? A anemia diminuiu? Ele está ouvindo? Sua visão está perfeita?..."

Como não pensar nessas coisas se elas não estavam resolvidas? Eu apenas não verbalizava, mas sentia muito, e chorava calada.

Natal é nascimento

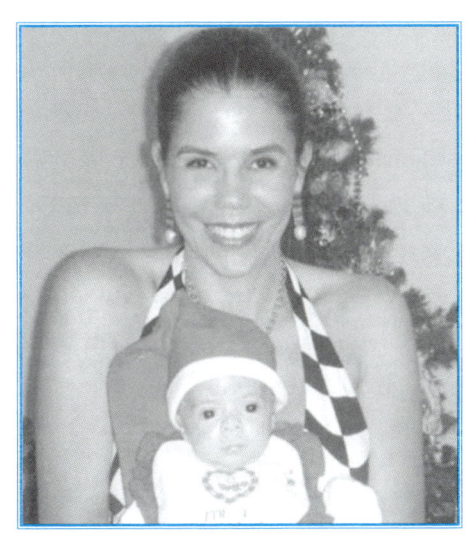

O meu maior presente vestido a caráter.

O Natal é a comemoração mais importante nas famílias brasileiras. É sem dúvida o momento em que estamos com o coração mais aberto e que, mesmo no corre-corre de nossas vidas, conseguimos "aquele" tempo para refletir, avaliar e reforçar os laços familiares.

O Natal de 2007 foi mais do que especial em minha vida! Quanta emoção percorria dentro de mim... Afinal, era o primeiro Natal do meu Rodrigo! Um momento ímpar!

Mais uma vez, meus amigos me surpreenderam e fizeram deste Natal ainda mais inesquecível.

Uma grande amiga minha, dra. Silvia Fernanda, resolveu preparar para o Rodrigo algo muito especial. Ela, com todo carinho, atenção e delicadeza, que lhe são tão peculiar, criou a roupa do meu filho para a ceia: gorro, luvas, botas e até o babador apropriado para o Natal, onde se lia: Mi 1º Navidad (meu primeiro Natal, em espanhol). Lógico que, como ele é muito pequeno, ficou muito grande a roupinha, mas quem se importa com isso? O importante era o carinho, a felicidade de termos a família reunida, a demonstração de afeto de uma amiga que às vésperas sai correndo atrás de costureira, borda ponto a ponto o babador, manda pelo correio, via sedex, para chegar bem depressa, esse belo presente! Ela, na sua bondade, como se não tivesse mais nada a fazer na vida, pára tudo e se dedica ao meu pequeno Rodrigo.

A família mais uma vez se reunia naquela noite para agradecer o ano que tivemos! Papai Noel veio à noite trazer os brinquedos para as crianças, mas o bom velhinho apareceu antes para mim, pois o maior presente de minha vida estava em meus braços na noite em que comemoramos o nascimento de Cristo.

Um novo ano

Fomos passar o Ano-Novo na casa de meus parentes no interior. Lá, meus primos são atendidos pela dra. Carla, uma excelente pediatra. Aproveitei e levei o Rodrigo para uma consulta. Minha mãe e minha cunhada resolveram ir junto.

O pior é que todos os problemas de saúde que o Rodrigo tinha somente eu e Deus sabíamos. Eu nunca tinha contado nada para ninguém. O que os médicos me diziam, os resultados dos exames, eu guardava dentro do meu coração. Nunca quis contar para a minha família nem para os meus amigos, porque não queria preocupar nem dividir minhas angústias. Era um momento exclusivo meu, não por egoísmo, mas porque bastava que somente eu sofresse, no momento e por antecipação. Eu precisava que minha família e meus amigos me dessem o suporte emocional, mesmo que na ignorância dos fatos. De que adiantaria todos sofrerem o problema do Rodrigo? Isto não faria que ele se recuperasse mais rápido, somente traria a mais pessoas um sofrimento que não lhes cabia.

No consultório, quando dra. Carla começou a analisar os exames, começou o nosso diálogo:
— Você sabe que o Rodrigo é cárdio?
— Sim.
— Que ele tem um grave problema nos rins?
— Sim.
— Que ele precisa refazer o teste da orelhinha, pois acusou um problema de audição?
— Sim.
— Que ele tem hérnia de umbigo, intolerância a lactose...

Conforme ela ia "desfiando o rosário", eu respondia, apenas dizendo sim e balançando a cabeça, porque ali não havia nenhuma novidade. Pelo menos, não para mim. Mas, quando olhei para minha mãe ela estava branca, passada, com os olhos cheios de lágrimas.

Saímos do consultório e ela me disse:
— Você já sabia da gravidade do estado de saúde do Rodrigo e não contou nada para ninguém?

Minha cunhada emudeceu. Seus olhos me transmitiam a cumplicidade que temos desde o tempo de colégio.

Apesar de tudo, dra. Carla foi um anjo, muito competente e experiente, atenciosa e cuidadosa no diagnóstico. Mudou o leite em pó comum para o de soja; recomendou um remédio para sapinho, via oral; pomada para a parte genital, porque ele estava bem assado; remédio para anemia; vitaminas; e fralda especial.

Suas recomendações acertaram o alvo. Em 48 horas a melhora de Rodrigo foi surpreendente.

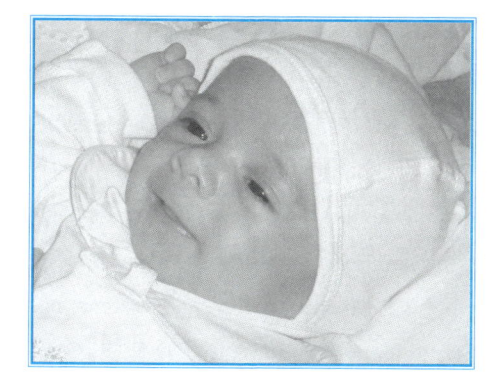

Meu anjo iluminado, aos 59 dias de vida.

Tivemos nosso primeiro Réveillon e, como é costume toda minha família passar a entrada do Ano-Novo de branco, lógico que o Rodrigo era o mais lindo de todos! Seu sorriso anunciava um novo tempo com muitas coisas boas e energia. Eu pedia muita saúde!

A queima de fogos no lindo céu estrelado ao lado das pessoas mais queridas de minha vida me fortaleciam, e ao mesmo tempo me faziam refletir e agradecer por aquele momento tão especial!

Ano-Novo, anunciavam os rojões! Uma nova esperança!

A vida de *Regina Vaz*, antes e depois da chegada de seu filho

Minha vida sempre foi uma tremenda correria. Estudo, pesquisas, cursos, treinamentos, eventos. Nada me prendia. Eu não tinha obrigação nem dever com ninguém. Era 100% dona de minha vida, fazia o meu horário, trabalhando e fechando agenda da forma que melhor entendesse.

Porém, agora, com a chegada de Rodrigo, minha vida passava a ter uma outra perspectiva.

Estávamos em dezembro, período mais fraco no segmento em que atuo, e decidi me dar merecidas férias.

Mas, bem entendido, férias profissionais, porque, como mãe, meu tempo foi ocupado totalmente por Rodrigo, não descansei um segundo, mas me senti plena de vida e reconfortada pela nova etapa.

Sempre ouvi as pessoas dizerem que filho pequeno dá trabalho, que a vida vira uma loucura... Comentários assim: "Depois que pari, nunca mais dormi!"; "Sossego é enquanto o nenê está dentro da barriga!" Mas, agora, eu percebia que nada se comparava à dura realidade.

Minha mãe me dizia que bebê dorme muito, e enquanto isso a mãe consegue fazer suas tarefas e continuar com a sua rotina. Doce ilusão!

O bebê mama a cada três horas; demora 40 minutos para mamar; mais 15 minutos para arrotar; depois vem a troca de fralda. Ou seja, uma hora e meia nesse ciclo. Quando se coloca o bebê para dormir, não é um robozinho que simplesmente apaga no berço, longe disso. Muitas vezes ele não dorme.

Cólicas? Li tudo o que podia sobre este mal. Perguntei a todas experientes mães e médicos que conhecia.

A resposta? Bebê tem cólica até os três meses, não há nada que se possa fazer até que esse tempo passe, como num toque de mágica. Resumindo: espere e se acalme.

Como se acalmar? Ouvir e ver o choro de um nenê durante horas dói na alma!

No começo eu chorava junto com meu filho, e me sentia uma mãe incompetente. Como eu não conseguia fazer um bebezinho tão pequeno se acalmar. Desejava ardentemente que todo aquele sofrimento saísse dele e viesse para mim.

Mas todo o meu desespero e frustração eram motivo para as pessoas a minha volta rirem.

— Calma Regina, é assim mesmo. Tem cólica? É um bebê!

A pediatra, agora, resolveu trocar o leite, e ele está tomando de soja. As dores melhoraram muito, Rodrigo está melhor.

Quando a dor passa e meu bebê dorme, nossa, meu Deus, que

alívio! Fico tão feliz de vê-lo dormindo como um anjinho... Só que, nesse momento, eu já estou exaurida, morta e acabada.

A verdade é que minha casa virou de cabeça para baixo. Somos três, eu, minha mãe e a babá, e todas fazem aquilo que o Rodrigo *deixa*. Tudo na casa e na vida pessoal virou secundário. Não há mais agenda, planejamento nem regras, tudo uma novidade muito grande para alguém organizada e metódica como eu.

As cinco pós-graduações e o MBA não foram suficientes para me ensinar a me relacionar com ele.

Hoje, meu filho está completando 70 dias, e estou começando a me encaixar em sua rotina. Não adianta trocar de médico, procurar respostas em livros ou ajuda com as amigas. Descobri que essa relação é feita no dia-a-dia, no tempo dele, e não no meu.

Curta cada momento com seu filho, sem medo de errar, sem procurar regras ou normas, faça seu caminho com ele, vocês dois. As respostas para suas dúvidas virão com a convivência.

Não se nasce mãe. Torna-se mãe! E, quanto a mim, tenho certeza de que serei a melhor mãe do mundo para o meu amado filho.

Muitas coisas mudaram em minha vida, em sua maioria com importância relativa e, hoje, quase todas dispensáveis. Fazendo um rápido balanço, consegui colocar no papel algumas delas e seus espaços ocupados.

Antes	Depois
Perfume: Mont Blanc	Perfume: Golfada de bebê
Bebida: vinho tinto	Bebida: leite materno de soja
Lojas: Shopping Iguatemy	Lojas: do segmento infantil
Música: sertaneja	Música: cantigas de ninar
Noites de Balada	Noites para embalar
Cabelo: solto ao vento	Cabelo: preso, bem preso

Antes	Depois
Unhas grandes e sempre bem-feitas	Toco de unhas
Uma vez por semana, cabeleireiro	Uma vez por mês, pediatra
Jóias e muito ouro	Sem chance e sem tempo
Sapato: salto alto	Sapato: rasteirinha
Roupas sensuais	Roupas soltas, largas e práticas.
Maquiagem	Se der tempo, escovo os dentes
8 horas de sono noturno	Dormir? O que é isso?
Vida social: intensa	Do quarto de bebê (nanar) para o banheiro (banho) e a cozinha (mamadeira).
Cólicas menstruais, uma vez por mês.	Cólicas horrorosas, diárias
Leitura diária de jornais e revistas	Leitura: Dicas de sobrevivência com o recém-nascido.
Cinco refeições diárias	Alguma coisa engolida entre um espaço e outro
Rotina	Surpresa
Três sessões de drenagem linfática por semana	Massagens diárias na barriguinha do bebê para ver se melhora a cólica
Uma hora para se arrumar toda manhã	Se arrumar, como?
Homem ideal: alto, bonito e sensual.	Homem atual: careca, baixinho, banguela, que dorme num bercinho
Fazer o que quiser na hora que quiser	Fazer o que o Rodrigo deixar
Festas e jantares com amigos	Amigos, que saudades!

Mas não foi só a minha vida que o Rodrigo transformou.

Muitas pessoas próximas, que viveram todo o meu sofrimento, também sentiram o quanto uma criança transforma a vida de alguém, e com certeza não serão mais as mesmas.

Até o cocô do Rodrigo ficou mais importante

É engraçado como fui sendo passada para trás rapidamente com a chegada do Rodrigo. Meus amigos me ligavam no celular e perguntavam:

– Como está o Rodrigo? Ele engordou? Melhorou? Tá dormindo bem?

No começo eu não ligava, mas depois comecei a perceber que todo mundo fazia a mesma coisa. Nem minha mãe fugia à regra e, antes de querer saber como eu estava, perguntava até como estava o cocô do Rodrigo. Ninguém mais perguntava mais sobre mim, se estava bem, se precisava de alguma coisa.

Minha vida profissional, mesmo com os altos e baixos que permeiam a vida de qualquer um, pode ser considerada uma carreira de sucesso. Não posso negar que isto fez com que eu esquecesse certos valores e princípios. A vinda do Rodrigo ao seio de meu lar fez-me perceber, de forma clara, algo que eu havia perdido ao longo do tempo: Que eu não sou o centro do meu universo.

Este reaprendizado está sendo extremamente benéfico em todos os sentidos dos meus dias, porque está me dando a oportunidade para que eu possa ter uma nova visão das coisas e dos fatos que ocorrem ao meu redor.

A decisão de tornar pública a minha história

Eu alcancei a graça de ser mãe! Mas não quis me calar diante dos problemas que enfrentei. Pelo contrário! Achei por bem apresentar todos os transtornos pelos quais passei para que assim outras mulheres não passem pelas mesmas situações.

Pensei então em tornar públicos os entraves com o plano de saúde, e o programa Mais Você, da Ana Maria Braga, na TV Globo, aceitou conversar comigo.

A matéria foi ao ar no dia 15 de janeiro de 2008, e a receptividade do púbico me comoveu e, sem dúvida, foi um dos motivos que me levaram a escrever este livro. Guardo comigo as mensagens que recebi, e quero compartilhá-las com você, leitor.

Quando vamos conhecer esta pessoinha que conseguiu esta façanha de mudar os seus hábitos, rssssss.... até a Ana Maria Braga já conheceu!!!!!!

Luciano

O que falar depois de tudo o que eu vi e ouvi??????
PARABÉNS, VOCÊ É O MÁXIMO!!! Que Mulher Maravilhosa, Que MÃE ESPECIAL!!! Muito lindo, o Rodrigo terá uma SUPERMÃE para se orgulhar muito!!! Fiquei emocionado e muito feliz por você! E sobretudo, por ele, Rodrigo, por ter encontrado sua verdadeira e única MÃE!!! Gosto muito de ti e, mais ainda, TE ADMIRO DEMAIS, pois hoje eu sei o que é tudo isso.

Beijos,
Fabrício A. S.

Oi, bom dia !!! Assisti tudinho... Acabou de entrar o intervalo e estou te escrevendo... Eu sempre soube que você é uma mulher especial. Mas hoje, depois do programa na TV, além de confirmar tudo o que eu já sabia, você ganhou um admirador para o resto da vida. O amor que vi nos seus olhos quando você olha para o Rodrigo, a coragem de querer um filho sem restrições, a sua luta, pois tudo parecia que não daria certo, o plano de saúde... a transferência de hospital... as horas intermináveis de espera... Vendo o programa me senti orgulhoso de ser seu amigo. O Rodrigo é abençoado, e seu maior presente é ter uma Mãe GUERREIRA. Parabéns! Conte comigo para o que precisar.

Beijo bem grandão,
Fernando B.

Amiga, você sempre me supreendeu, mas dessa vez você se superou!!! É muito bom ter amigas como você, uma pessoa do bem, maravilhosa, leal, e agora uma mãe surpreendente e maravilhosa! Como disse a Ana Maria, me emocionei com você! Só estou morrendo de ciúmes, pois ela conheceu o Rodrigo pessoalmente, e eu não... Rê chega de elogios, senão vai pensar que mudei de time, mas se já te admirava, agora você subiu no meu conceito 10000000000%. Quero ver o bebê....

E parabéns, mil beijos aos dois.

Sueli G.

Oi Mamãe Coruja. Amei o programa!! Você e o Rodrigo estavam lindos (aliás, como ele cresceu!!!!) Parabéns pela luta, não sabia que tinha passado por tudo isso! Vou te ligar para eu levar o presente do pimpolho... Nossa, ele é muito fofo!!!

Beijos e beijos

Rita

Nossa, muito linda a história do Rodrigo. E que sorte a dele, Deus ter colocado você em seu caminho. Você não imagina o quanto me ajudou essa sua história, pois estou com um problema sério no útero e talvez tenha que tirá-lo. E agora veio essa luz, que eu posso adotar um segundo filho, pois tenho apenas um e quero muito ter dois filhos. Obrigada pela ajuda!

Parabéns pra você!!!

Ana Paula

Boa tarde Regina! Eu estava em Ubatuba-SP (praia) e vi você no programa de Ana Maria Braga, fiquei surpreso em vê-la no programa e não fiquei surpreso com tua atitude, pois você é uma mulher de fibra e determinada. A atitude de adotar é de tamanha grandeza e já demonstra a valentia de mãe. Parabéns a você e muita saúde ao bebê.

Mario S.

Regina, parabéns, Parabéns, Parabéns!!! Pela reportagem e pelo RODRIGO. Você é uma mulher de fibra, pode ter certeza que já venceu e que DEUS iluminará os seus caminhos.

Abraços

José Roberto e Clementina

Querida Amiga, bom dia. Vocês estavam lindos na televisão. Me emocionei com a história do Rodrigo de novo!! Que Deus abençoe sua família cada vez mais, saiba que poderá contar sempre comigo, viu!!

Beijos

Sandra P.

Regina, agora que assisti a matéria inteira você me fez chorar de novo.

Parabéns. Beijos

Adriana F.

Regina, Que lindo!! Parabéns!! Senti muito orgulho por ser seu amigo. Muita saúde para você e Rodrigo! Que 2008 seja o início de uma trajetória de muitas felicidades!

Grande beijo

Aires

Regina, Andrea me disse que agora você é mamãe...
Parabéns! Que Deus proteja vocês dois. A adoção é um belo gesto.
Um abraço
Patrícia

Regina, que sua fé, amor, perseverança permaneçam para sempre! Lindo... Emocionante...
Abraços
Nelia

Oi, Re! Ontem pude ver você no Mais Você. Ficou muito linda a história. PARABÉNS! O Rodrigo ficou lindo na TV. Dormia feito um anjo! Espero que meu bebê seja bem bonzinho como ele.
Bjks.
Debbie

Regina, me emocionei ao ver seu vídeo, foi o suficiente para me fazer chorar!! Parabéns pela sua atitude, determinação, garra e tudo o mais que você teve neste momento. O Rodrigo é um cara de muita sorte por ter uma mãe como você. Agora quero conhecê-lo pessoalmente!!
Beijos
Gerson

Te vi na Ana Maria. A matéria foi de muita sensibilidade. Parabéns mais uma vez pelo seu ato de carinho e amor incondicional! Que Deus abençoe você e o Rodrigo.
Beijos
Valeria B.

Olha, eu vi a reportagem hoje e fiquei emocionada, muitas felicidades a vocês dois. Parabéns pela sua atitude, pois se todos nós ajudássemos ao próximo como você, o mundo seria muito melhor.
Parabéns!
Aline P.

Oi Re, você lembra de mim? Ana Teresa... Fui sua vendedora e gerente com você na Oesp. Te vi na Ana Maria, e achei maravilhoooooooso o que você fez! Ser mamãe é muito bom!!! Parabéns pela maternidade tão esperada.
Beijos
Ana

Oi Regina, vi você agora na Ana Maria Braga... Excelente depoimento, muito boa a entrevista... E vi o Rodrigo mais de pertinho... Lindo, e muito. Parabéns PARABÉNS. Agora quero pegá-lo no colo, claro...
Beijo e sucesso...
Marina

Parabéns pelo depoimento, pela atitude em adotar. Ah, se todos fizessem que nem você!
Brunna

Acabei de te ver na Ana Maria. Estava linda como sempre. Amei, que bela atitude o que você fez pelo Rodrigo.
Beijos.
Maite

Oi mamãe coruja! Parabéns pela sua dedicação e o amor com o pequeno anjinho Rodrigo. Mesmo conhecendo toda a história, não pude deixar de ficar emocionada, é como se estivesse assistindo a um flashback. Ainda me recordo do rostinho dele na incubadora do hospital, um bebezinho super frágil, carequinha, de olhos grandes (olhos vivos), e do carinho que vocês dois deixaram na UTI naquele dia. Teve um momento em que fui com você ao 2o andar (na recepção) e você disse que estava até com medo de ter depressão pós-adoção, achei isso o máximo!!!! Vou repassar para o pessoal lá no Hospital, tenho certeza que todos os envolvidos ficarão tão felizes quanto eu. São histórias como a do Rodrigo que me fazem acreditar que muitos anjinhos que passam pela aquela UTI terão um futuro melhor. Não deixe de dar notícias sobre esta família linda.
    Um grande beijo e muiiiiiiiiiita saúde a todos.
    Ah, manda um beijão para sua mãe.
    Malu

....

    Olá Regina! Parabéns! Atitudes como essa são muito maiores e significativas do que qualquer palavra.
    Beijos.
    Luiz M.

....

    Regina, a sua determinação é admirável e inspiradora!! Fico muito feliz que seu bebê esteja bem agora, e que continue assim! Se você conquistou isso, um trabalho não é nada!
    Um beijo,
    Mariana M. S.

....

Que lindoooo!! Parabéns pela adoção!! Estou muito feliz por você! Você como sempre uma mulher de muita fibra e batalhadora!!! Parabéns, beijo enorme no coração! Deus abençoe você e Rodrigo!! Quero conhecê-lo, viu!
Buda

Caracas!!
Parabéns!!!!!!!!!!!!!!!!!!!!!!!!!!!!!!!!!!!!!
Você não é fraca não!!!!!!!!!!!!!!!!!
Ele é lindo e é seu filho mesmo! Puxa, fiquei emocionado!!!
Parabéns e que Deus abençoe vocês!
Eduardo N.

Rê lindona, até chorei de tanta emoção!!! Guerreira, você é um exemplo a ser seguido!
Te adoro.
Ge

Querida Regina, assistimos à matéria e emocionadas parabenizamos você pela bela vitória. Coração de mãe não tem medidas e agora você sabe o que é isto. Um grande beijo em Rodrigo, sua estrela de agora em diante.
Beijos e mil felicidades
Mili e Ana U.

Olá Regina, Gostaria de parabenizá-la!!! Sou mãe e fiquei emocionada com a reportagem... Você é uma mulher de coragem e uma mãe maravilhosa! Uma supermãe eu diria, deu pra ver no brilho dos seus olhos o quanto ama este anjinho. Deus te deu ele de presente e pra ele deu você! Parabéns do fundo do meu coração por tudo, pelos vários exemplos que deu, de luta, perseverança, amor e pelo incentivo à adoção. Depois desta reportagem outros bebês como o Rodrigo encontrarão um lar cheio de amor, tenho certeza!

Um abraço,
Guida

Regina, Tudo que você fala e escreve tem fonte segura por ser resultado daquilo que você é e faz. A circunstância em que você adotou a criança é de uma coragem que talvez nem você possa explicar. Você é romântica nas suas colocações com frases que vibram, mas a sua consideração é de uma delicadeza sem igual. Meu coração sente, mas não sei mais o que te dizer. Mais uma responsabilidade, mas sei que tudo o que você faz tem um verdadeiro fundo, que é a motivação, ato que é exemplo de ação e perseverança.

Beijos
Ricardo Y.

Regina, Bom dia! É emocionante! Parabéns pela coragem e exemplo positivo! Aliás, o seu exemplo aumentou a minha motivação! Muita saúde para você e para o Rodrigo.

Um forte abraço.
Jorge T.A.

Querida, que história linda, pessoas como você fazem a diferença. Parabéns mesmo! Muita luz para você e o filhote.

Beijos
Luiz V.

Você é uma pessoa nobre!!!! Fico muito feliz por você. Eu nunca perguntei nada sobre filhos, não sou indiscreto, mas eu tenho certeza que o RODRIGÃO está em boas mãos, foi um presente de Deus para uma pessoa que merece e outra que precisa !!!

PARABÉNS, um ato de coragem!!!!!

Ricardo F. S.

Os meus parabéns!! Você vai ver agora o que significa de verdade a palavra amor!! É uma coisa que até dói de tão forte que é!!! É isso aí mãezona!!! Parabéns, e muita saúde e paz para você e o filhote!! Se é do coração, então você vai sentir mais ainda o que eu falei!!! Um beijo!! Você realmente é especial!!

Edi P.

Que nenê fofinho o meu priminho!!!!! Desejo toda a felicidade do mundo pra vocês dois! Sei o quanto você queria ser mãe. Deus faz tudo certo, e talvez por isso é que só agora você pôde realizar este sonho, antes não era o momento de você ter o Rodrigo!

Beijos, e dá um nele por mim!

Camila G.

Fiquei arrepiada!!!! Que coisa mais linda. Parabéns. Assim que ele for para casa quero ver. Beijos, e espero que ele seja tudo que você esperou esse tempo todo. Você merece.

Beijos

Ana Maria

Quem diria que ele chegaria ainda este mês!!!! Nossa, fiquei super, superfeliz, até chorei, porque sei o quanto você desejava isto. Que Deus abençoe você e o Rodrigo, que já chega neste mundo com muitttttttttoooooooooooo amor de mãe!! Conte comigo para ajudá-la no que for preciso, afinal, sinto que ele já é meu afilhadinho... Assim que ele sair da maternidade nos avise, tá? Quero muito conhecê-lo
Beijosssssssssss milllllllll
Rita, Renato e Victor!

Minha amiga!!!! Um divino 2008 para você e seu amado Rodrigo. Estamos aqui na torcida para que ele (esse vencedor) drible todos os probleminhas de saúde, e espero conhecê-lo ainda este ano. Que Deus a abençoe e te conceda todas as graças de uma mãe amorosa que demonstra ser.
Abraços
Rosilda

Querida Regina, Obrigada pela boa notícia. Parabéns, muita saúde e alegria juntamente com o Rodrigo. Fiquei emocionado de vê-la com seu filhinho no colo e com sua expressão de amor e carinho. Que DEUS abençoe vocês dois.
Um beijo no Rodriguinho e um abraço muito carinhoso para você,
Rosa

Regina, parabéns pela chegada do filho. Quero te visitar para levar um presentinho.
Leliane

Regina, que imagem mais linda e radiante que uma mãe pode demonstrar em seu sorriso e olhar, nem precisa de palavras para sentir esta felicidade transmitida. Parabéns para os dois (mãe e filho), desejo que Deus os proteja infinitamente...
Beijos,
Vilma C.

A maternidade, mesmo que tarde, é a maior alegria que uma mulher pode ter. E só se sabe depois que acontece, porque nada do que nos digam nos prepara para esse momento. Espero que seu filho saia logo da maternidade, forte e saudável!!!
Parabéns e felicidades!!!
Patrizia

É, a Leliane tinha me contado dessa briga com o plano de saúde. Ainda bem que tem gente com a coragem que você mostrou. Parabéns novamente pela iniciativa.
Abração! Em você e no Rodrigão.
Fabio

Querida Rê, que notícia maravailhosa! Parabéns pelo filhão
Bjs
Carlão

Rê, que você e o Rodrigo sejam felizes. Parabéns pela atitude!
Beijos
Sergio P.

Você sempre fazendo surpresas!
Que lindinho.
Melissa

Uma esperança para 2008

Uma primeira audiência de conciliação com o plano de saúde havia sido marcada com o intuito de entrarmos em um acordo.

Fomos para a audiência, o Rodrigo, minha mãe e eu. Da outra parte estavam presentes a advogada e um assistente.

A empresa não apresentou nenhuma proposta. Ou seja, eles não reconhecem *meu filho* como *meu dependente*. A advogada do plano de saúde alega que a criança só está sendo atendida pelo plano devido à ordem judicial. Eles não reconhecem a criança como meu filho legítimo, desacatam uma lei Federal, o ECA – Estatuto da Criança e do Adolescente, e causam sérios desgastes emocionais para mim.

Agora, em julho de 2008 temos uma nova audiência agendada. Rezo para que os profissionais da empresa do plano de saúde consigam enxergar que, agindo desta forma, eles não só infringem a lei como denigrem o próprio nome, porque talvez o meu tenha sido o primeiro caso, mas, com certeza, não será o último.

A cardiopatia não mais existe

A consulta estava marcada há várias semanas no INCOR (Instituto do Coração, São Paulo). Mais uma vez estava eu, minha mãe e o Rodrigo a caminho de um lugar onde eu não saberia o que ouviria nem como iria sair de lá. Eu carregava o Rodrigo, e minha mãe "me carregava".

Fizemos a consulta. A doutora examinou bem detalhadamente o meu filho, olhou os exames, leu os laudos. Sua calma mostrava que aparentemente as coisas estavam bem.

Ela solicitou novos exames, disse que não era urgente, que ele estava bem e não mostrava nenhuma coisa grave ou séria na parte cardíaca. Que os exames confirmariam o que ela pensava. Disse-me que o que a deixava mais preocupada eram os rins, porque os exames mostravam sérios problemas, e me pediu que o levasse a um nefrologista antes de refazer os exames do coração, porque o principal era investigar as vias urinárias.

Só de ouvi-la dizendo que ele aparentemente não tinha mais nada, eu nem queria saber de refazer os exames. Saímos de lá com quinhentos quilos a menos nas costas.

Mais uma batalha vencida! Meu filho não tinha mais problemas de coração! Nada de cirurgia, nada de sofrimento, nada de coisas ruins!

O que doía agora era o meu coração, mas de felicidade. Era tanta alegria que não cabia no peito!

Depois de três meses, segundo orientação médica e depois da consulta, resolvi levá-lo novamente ao INCOR para novos exames cardiológicos.

Rodrigo foi submetido a um eletrocardiograma (ECG) e a um Ecocardiograma Bidimensional com doppler colorido. Os dois exames confirmaram o diagnóstico anterior. Rodrigo estava completamente curado, não tinha mais nenhum problema cardíaco. Seu coração estava cheio de amor, carinho, paz e muita felicidade! Assim como o meu!

Minha vontade era sair pulando de alegria pelos corredores do hospital!

Os rins se recuperam

Eu e minha mãe fomos ao consultório do nefrologista. A consulta estava marcada há um mês, eu estava muito ansiosa, na expectativa do que ouviria do médico. Naquele dia, como em todos os outros, não tinha pensamentos negativos, acredito que isso porque eu me negava a pensar na possibilidade de acontecer alguma coisa com o meu pequeno grande menino.

O médico nos atendeu e, só para variar, ia se assustando conforme eu ia relatando o caso do Rodrigo. Ele fez os exames clínicos e solicitou ultra-som das vias urinarias e rins, e exames de urina e de sangue. Até aquele momento eu estava tranqüila.

Mas, de repente eu perguntei:

– Bom, o senhor me disse que o caso do Rodrigo é grave de acordo com os exames que tem em mãos. Caso os novos exames confirmem esse diagnóstico, o que acontecerá?

Com muita tranqüilidade, ele respondeu:

– Se os exames repetirem os mesmos resultados, ou seja, se ele tiver mesmo nefrocalcinose, o caso, então, é de transplante de rim.

Quase caí dura! Respirei com muito esforço, minhas lágrimas escorriam pelo rosto. Como eu podia ouvir aquilo e meu coração continuar batendo? Saí do consultório completamente atordoada. Olhei para a minha mãe, ela estava branca, mas serena, como se nada estivesse acontecendo. Disse que iríamos direto marcar o exame.

Na recepção do hospital, pedi para a atendente agendar o exame o mais breve possível. Ela olhou na agenda e disse:

– Daqui a uma semana.

"Não vou conseguir ficar com esses pensamentos durante sete dias", eu pensei. Meu medo era muito grande, agora os piores pensamentos começaram a tomar conta de meu cérebro. Olhei para a atendente e comecei a chorar. Expliquei-lhe que o caso era muito grave, que meu filho só tinha três meses, e se o diagnóstico se confirmasse, seria caso de transplante. Pedi que ela abrisse uma exceção, que agendasse o exame para aquele momento. Acredito que ela entendeu meu sofrimento e se comoveu.

Fui encaminhada para uma sala de espera, onde esperei por uma hora. Durante esse tempo, eu olhava para o Rodrigo e pensava "Meu Deus, continue me ajudando. Que esses exames não dêem nada, que ele esteja completamente sarado. Mas, caso dê alguma coisa ruim, que eu tenha forças para me manter firme, e me ajude no que for preciso".

A atendente me perguntou, quando eu havia entregue o pedido de exame, se o Rodrigo estava com a bexiga cheia.

– Não sei... Ele só tem três meses... – e contive o sorriso.

Ele me olhou e riu. Cada vez que a porta se abria e a enfermeira chamava uma pessoa, eu suava frio.

Já na sala de exame, o médico perguntou o que estava acontecendo. Eu contei. Ele me ouviu com muita atenção, leu os exames anteriores e me disse que aparentemente o caso era grave. Os segundos demoravam uma eternidade para percorrer a volta do relógio. Eu não queira conversa, queria que ele fizesse logo o exame e que me desse uma notícia maravilhosa.

Rodrigo se comportou muito bem, ficou quietinho, não chorou nem resmungou, só olhava de mim para o médico e dele para mim. Durante o procedimento eu olhei para o médico e disse:

– Quando ele crescer não vai poder olhar gente de branco, de tanto trauma.

– Não. Ele vai ser médico quando crescer! – o médico me respondeu sorrindo.

O que mais me impressionava era que, em cada lugar que eu passava, fosse nos hospitais para fazer exames, ou no Fórum e Juizado, por causa dos problemas como plano de saúde, sempre encontrei pessoas muito sensíveis, atenciosas, prestativas. Não me "olhavam", não me atendiam com pouco-caso, como acontecia com os funcionários do plano de saúde.

Durante uns quinze minutos tive que me conter para não atrapalhar o exame. Não agüentava olhar para a tela do computador e ver o pequeno rim do meu filho sem entender nada daquelas imagens.

O médico percebeu que eu estava muito aflita. Mas, no final, me olhou com muita tranqüilidade e me disse:

– Os exames não deram nada. Hoje ele não tem nenhum problema no rim.

Aquelas palavras entraram no meu ouvido como flauta doce em câmara lenta. Olhei para ele com ar de apaixonada e disse:

– O que o senhor está me dizendo é que meu filho não tem mais doença nos rins? Não vai ter que operar nem fazer transplante?

– Isso mesmo. Mas a senhora pode esperar um pouco? Temos aqui o chefe do departamento, e eu gostaria que ele desse uma olhada nos exames para ouvir sua opinião.

É claro que respondi sim. Peguei meu pequenino no colo e fiquei aguardando por dez longos e intermináveis minutos o retorno do médico. Finalmente ele voltou e disse:

– Realmente seu filho não tem mais nada, pode ficar tranqüila.

– Isso quer dizer que os exames anteriores estavam errados?

– Não. Os exames anteriores realmente mostravam uma

coisa muita séria. Caso se confirmasse neste exame, a situação seria muito delicada. Mas não é o caso. Pode ir para casa despreocupada.

Saí de lá como se estivesse pisando nas nuvens! Que sensações maravilhosas, agradáveis e leves. Coloquei o meu "pequeno mundo" no banco de trás e sorria sozinha no terrível trânsito de São Paulo.

Enquanto dirigia, eu pensava: "Deus, obrigada por estar ao meu lado e ter sarado o meu filho. Obrigada pelo senhor existir!". Eu tinha certeza de que ali tinha a mão Dele, e eu só tinha a agradecer.

Eu, mãe de primeira viagem

Filho feio é do vizinho

Eu podia ser, fisicamente, mãe de primeira viagem, mas o espírito materno já era bem forte em meus sentimentos.

Nunca achei que fosse cega. Mas, depois da chegada do Rodrigo, fiquei em dúvida.

Meu filho era muito, muito magro, seus olhos grandes e expressivos chamavam a atenção!

Minha amiga Sonia olhou para a foto dele e disse:

– Nossa, ele parece um ET.

– O que você disse? Como assim?

– Calma Rê, mas é um ET bonitinho, carinhoso.

Fiz cara de azedo e começamos a rir!

Para os meus olhos de paixão, Rodrigo era magro. E ponto final. Agora... Feio, um sapinho, um ET... Ah... Eu jamais o vi dessa forma.

Se você perguntar para uma coruja qual o filhote mais feio da floresta, com certeza ela não dirá que é a sua corujinha, por mais que seja horrorosa!

Minhas amigas Ana, Marina e Sonia, que estão mais para bruxinhas do que fadinhas, tiraram um foto do Rodrigo com a mão dele levantada, como se dissesse para mim:

– Mãe, pára de me perturbar!

Eu sei que minhas amigas falam desse jeito na brincadeira, não é nada sério. O carinho que elas têm por mim é enorme. Ou melhor, atualmente estou em segundo plano, pois, com certeza, meu filho assumiu o pódio!

Mãe com cheiro de cinzeiro?

A grande maioria das mulheres fumantes, invariavelmente, quando engravidam param de fumar.

O cigarro faz mal a qualquer pessoa, mas, para a mulher que tem um ser crescendo dentro de si, faz mal dobrado, para ela e para seu bebê.

Porque ainda não define o que vê diante de si, o bebê reconhece sua mãe pelo cheiro e pela voz. Como não carreguei o Rodrigo no ventre, eu tinha consciência de que nosso vínculo seria construído no dia-a-dia.

Na época, eu fumava um maço de cigarros por dia, e resolvi parar de fumar de vez.

Como foi difícil, insuportável! Mas todo meu esforço valia a pena.

Eu precisava estar com saúde para recebê-lo, cuidar dele e acalentá-lo. E, quanto a ele, por que vir para um novo lar, uma nova mãe, envolto em nuvens de fumaça de cigarro?

Eu desejava ser reconhecida pelo toque, pela voz, pelo meu calor... Enfim, que ele me reconhecesse quando eu chegasse ao lado dele por qualquer outro motivo que não fosse o cheiro de cinzeiro.

Uma economia perigosa

Como o Rodrigo tem intolerância à lactose, a médica recomendou "Nan de Soy". Cada lata custa R$ 35,00. Um absurdo de caro, principalmente para quem toma uma lata a cada um dia e meio.

Ele mamava 120 ml a cada três horas, mas às vezes sobravam 20 ml. Eu, na minha ingenuidade, digamos, na minha burrice, achei que não teria problema colocar na geladeira o restinho que sobrava para juntar na próxima mamadeira. Uma economia que poderia ajudar no final do mês.

Acontece que, depois de dois dias, Rodrigo foi acometido por uma diarréia pavorosa. Mas eu não podia imaginar que a causa podia ser os restinhos do leite.

Meus amigos não acreditavam quando contei o que estava fazendo. Eles acharam que era piada, gozação. Só acreditaram quando a babá confirmou a história. Literalmente quase apanhei de meus amigos, eles acharam um absurdo eu pensar numa economia daquela.

O que há de se fazer, como eu podia imaginar que isso aconteceria?

A médica me disse que leite estraga muito depressa. E o de soja é mais sensível ainda. O fato de ele mamar e ir juntando os restinhos junta bactérias da saliva, do ar, da geladeira, do tempo de espera.

Então, já que aprendi, aí vai uma dica: Nunca faça economia porca como a que tentei fazer!

Rodrigo vai ser um nadador

Sempre soube que nenê nada muito bem, tanto é assim que, se você colocá-lo na piscina ele não se afoga.

Um dia, quando estava dando banho de bruços no Rodrigo, ele começou a bater as perninhas. "Nossa, meu filho sabe nadar." Passados alguns segundos, ele começou a bater os bracinhos. Fiquei mais animada ainda! "Nossa, meu filho vai ser um grande nadador quando crescer!"

Quando eu o virei de frente, ele estava desesperado, chorando e vermelho. Eu o estava afogando. Na verdade, ele estava se debatendo! Ao colocá-lo de bruços, enfiei seu rosto na água sem perceber. Um tremendo erro. Caí no choro, me desesperei, sentia-me uma incompetente, uma burra. Ainda bem que foi coisa bem rápida, e não virou uma tragédia.

Então, mais uma dica: Preste atenção em como você coloca seu filho na banheira.

Mãe de primeira viagem é triste, apanha feio a cada dia que passa.

Quando as pessoas diziam que filho não vem com manual, eu não entendia muito bem. Agora entendo, e sinto na pele o que esse ditado quer dizer.

A cada dia aprendo mais e mais. E sabe de uma coisa? Não adianta outra pessoa tentar transferir sua experiência pra você, é preciso viver cada momento e aprender com cada um deles.

O que parece trágico no momento em que acontece, depois vira uma grande piada, motivo de alegria, de risos incontidos por muito tempo.

O exercício da maternidade – e acredito que assim também seja o da paternidade – é na verdade a realização plena do ser humano. É somente quando se alcança este estágio da vida que se pode ter certeza de que tudo que foi feito valeu a pena. Somente na maternidade você pode efetivamente sentir o que é "fazer a diferença para alguém".

Não importa se este filho é biológico ou do coração, ele simplesmente é o seu filho. É aquele ser que nos ajuda a viver a plenitude do amor verdadeiro.

Cada vez que saímos, é uma mudança

Eu não imaginava que quando fosse sair com o Rodrigo precisasse de tantas coisas: mamadeira, leite em pó, chuquinha com água, chupeta, fraldas, pomada para assadura, lencinho umedecido, duas trocas de roupa para frio e calor, remédios, paninho de boca, moisés, manta e várias outras coisas. E, como acredito que seja o caso de todas as mães, eu sempre esqueço de alguma coisa.

Antes de ir para algum lugar ou a uma festa, começo a maratona duas horas e meia antes: banho, troca, mamada, arroto e arrumar a mala do Rodrigo. Depois, me arrumar rapidinho, porque, senão, a gente só chega depois dos parabéns.

Olá Regina. Bem-vinda ao mundo das mães!!!
Fico feliz com as boas notícias sobre o Rodrigo.
Realmente, uma criança muda completamente a vida de uma pessoa. Antes de termos filho não é possível imaginar a revolução que eles fazem nas nossas vidas e o quanto nos fazem lembrar de que nada sabemos sobre como criá-los. Isso sempre me faz lembrar de um adesivo do Garfield que diz "Conheça a vida selvagem, tenha filhos". Acho que isso é uma visão atualizada do ditado popular que diz "ser mãe é padecer num paraíso!".

No mais, só posso te desejar boa sorte, muita paciência e perseverança neste caminho que vocês (o Rodrigo também) escolheram.

Beijos saudosos, carinhosos, penalizados por esse difícil começo e solidários aos sofrimentos de mais uma mãe,

Valéria B.[7]

---

7. Esta é minha amiga Valéria, uma mulher de muita garra, determinação, que, com amor, supera a cada dia os seus sérios problemas de saúde e nos ensina a viver e aproveitar cada dia. Para mim, um exemplo de sabedoria, bondade e humildade que enfrenta e vence cada dia como único.

Depressão pós-adoção

Depressão pós-adoção é a coisa mais horrível que existe.

Rodrigo chorava muito por causa das suas constantes, enormes e fortes cólicas. Na hora da crise, ele passava do meu colo para o colo de minha mãe, ou para o de quem estivesse na casa. A gente acreditava que talvez o outro pudesse segurá-lo ou acalmá-lo de um modo diferente e melhor.

Certo dia, ele chorou a noite inteira. Quando amanheceu, nada de ele se acalmar. Eu já tinha colocado bolsa térmica, esquentado fraldinha para colocar na barriga, colocado ele de bruços, feito massagem com óleo de amêndoas, potes de fulchicória na chupeta. Nada, simplesmente nada resolvia ou passava aquela cólica. Seu choro entrava nos meus ouvidos sem parar. Ele gritava de tanta dor. No começo, tentei me controlar, cantei para ele, balancei, embalei.

Mas o desespero finalmente chegou. Eu já não sabia se aquele choro era de cólica, doença, seqüelas da UTI, de traumas inconscientes pelo fato de ser adotado...

Comecei a me sentir uma porcaria de mãe. Como eu não conseguia fazer um bebê de dois meses se acalmar? Pensei que talvez não pudesse gerar porque Deus já sabia que eu não daria conta do recado. A sensação de fracasso invadiu os meus pensamentos, e passei a chorar mais do que ele.

Minha mãe estava viajando. Minha cunhada Andréa, com quatro filhos, tentava em vão me acalmar por telefone. Neide, a babá, quando voltou da padaria se assustou com a cena que viu na sala: o Rodrigo e eu aos prantos. Ainda bem que a Vera, amiga, parceira, cúmplice de minha família, chegou. Ela pegou o Rodrigo e me mandou tomar um banho demorado, relaxante, e que depois eu devia comer alguma coisa, afirmando que cuidaria dele para mim. Depois de uma hora eu estava me sentindo melhor, e ele dormia calmamente.

Que sensação horrível! Nunca pude imaginar que fosse passar por isso um dia.

Sempre tive certeza de que depressão pós-parto era coisa séria, que deveria ser acompanhada para que não ficasse grave, que as mulheres não deviam ter vergonha por ficarem chorosas nessa fase.

Não sabia que existia depressão pós-adoção! Senti na pele esse sentimento, mas, ainda bem que tive o carinho de amigos e parentes que estavam sempre perto de mim.

No final, a diferença são nove meses!

Tenho um casal de amigos, Pudim e Luciano, que entraram em minha vida por intermédio do meu ex-marido e ficarão para sempre em meu coração. Eles tiveram três meninos, e o carinho que tenho por eles é muito grande. Em todos os partos eu estava no hospital, chegava antes que eles, fazia questão de estar lá naqueles momentos tão especiais deles. A alegria deles era a minha também. O momento da espera das contrações do parto está registrado em minha memória e em minha alma. A verdadeira amizade se fortalece nos pequenos e grandes gestos.

Eu gosto tanto de preservar minhas amizades, que até em parto de ex-cunhada estive presente! Quando a Adriana e o Cunha (Fernando) tiveram o Matheus, eu não era mais casada com o irmão dele, mas isso não tinha a menor importância. Eu estava lá no hospital na hora do parto, no dia da alta do bebê e no último olhar da querida vovó Tata para o neto. O mais importante é que a amizade verdadeira supera as fofocas, mal-entendidos e intrigas de pessoas pequenas.

Nossa amiga Débora Cristina teve bebê, e lá estava eu querendo acompanhar cada momento, cada emoção. O parto foi de muita expectativa, pois sua gravidez fora de alto risco. A corrente do bem dos amigos foi tão forte que o Américo veio com muita saúde.

Há dezenove anos assisti ao nascimento de minha prima Julia. Minha querida tia Dora, que sempre cuidou e cuida de mim com muito carinho, uma presença constante em minha vida, permitiu que eu ficasse na sala de parto. Foi muito lindo! O mundo realmente causa grandes surpresas! Hoje, eu "cuido" dela, admiro e torço muito pelo seu sucesso e felicidade. Eu realmente a vi nascer, e hoje a vejo se desenvolver, uma grande felicidade para mim!

Eu nunca fiquei grávida. Mas acompanhei algumas mulheres grávidas, assisti a alguns partos e me emocionei em cada um deles.

E, refletindo sobre todas e inúmeras emoções que senti diante dos importantes momentos dos nascimentos de minhas amigas, acabei montando uma tabela.

Gravidez	Adoção do Rodrigo
BHCG positivo	Apta para adoção
Nove meses de espera	Uma espera infinita
Dia-a-dia fazendo o enxoval	Dia-a-dia olhando para o telefone
A bolsa rompe e sai o tampão! Chegou a hora!	O Fórum avisa que há uma criança para adoção
Trabalho de parto	Caminho para o hospital
Contrações físicas	Contrações psíquicas
Sala de parto	Corredor para a UTI Neonatal
Nascimento	Olhar para o nenê
Amor de mãe	Amor de mãe incondicional

Contar ou não ao Rodrigo que ele é adotado

As pessoas me perguntam se vou contar para o Rodrigo que ele é adotado. Acho interessante que me perguntem isso como se houvesse qualquer outra resposta que não fosse: LÓGICO que sim!!!

Quando decidi adotar meu filho pelos trâmites legais, pensei em duas situações:

Primeira, eu me sentiria mais segura e tranqüila, pois não ficaria com o fantasma da genitora rondando meus pensamentos diante da possibilidade de ela querer buscar o filho, abandonado num momento de insensatez (doação ilegal), ou fazer chantagem.

Segunda, como eu poderia falar em ética, moral, verdade, honestidade com meu filho se ele tivesse vindo para a minha vida de modo contrário a tudo o que prego e acredito.

Minha mãe sempre me ensinou: "Fale a verdade, é mais fácil de lembrar".

Além do mais, é um direito dele saber toda a verdade sobre sua origem.

O que sei é que Rodrigo será criado com o mesmo carinho, amor e atenção como se tivesse nascido de mim. Afinal, eu só não o carreguei em meu ventre por nove meses.

Fiquei efetivamente grávida dele, e não foi somente psicologicamente não! Meu organismo também se alterou fisicamente, gerando até mesmo aumento de prolactina. Alguém pode exigir maior prova de "gravidez"?

Não escrevo tudo isso querendo me vangloriar de qualquer coisa, mas tão somente para demonstrar que acreditar e amar de verdade operam verdadeiros milagres.

Rodrigo será criado dentro das verdades que acredito, na transparência do caráter, na esperança de uma sociedade melhor.

Continuo a considerar que é muito melhor fazer a diferença, do que fazer diferente!

O que penso da genitora

Quando eu contava às pessoas que o Rodrigo estava comigo, algumas diziam: "Como é que uma mãe tem coragem de dar uma criança para adoção?"

Não tenho direito de julgar ninguém. Sou tão humana e falível como qualquer um.

Mas penso que a genitora do meu filho teve um caráter magnífico e corajoso, pois praticou o verdadeiro ato de amor.

Ela não tinha condições – e não importa se financeiras, afetivas etc. – de criá-lo, mas, de acordo com suas possibilidades, se cuidou durante a gravidez, levou a gestação até o parto, e abriu mão da dádiva de ser mãe para que seu filho tivesse uma oportunidade de vida melhor, entregando-o dignamente para o juiz.

Sua atitude me faz lembrar da parábola bíblica do Rei Salomão diante das duas mulheres que se diziam mãe da mesma criança. A verdadeira mãe, diante da possibilidade de ter seu filho cortado ao meio, abriu mão de sua condição de verdadeira mãe em benefício da vida de seu filho. Sua atitude não foi covarde ou egoísta, mas de um amor maior, que só uma mãe seria capaz de dispensar.

Que Deus a proteja sempre e a abençoe com uma vida melhor para que não seja necessário passar novamente por tal experiência que, não tenho dúvidas, foi bastante difícil! Cabe-me somente agradecê-la e, sinceramente, lhe dar parabéns. Você foi uma mulher de muita coragem e fibra! Obrigada por te me dado a oportunidade de me tornar mãe. Agradeço a você de todo meu coração.

Entregar um filho em adoção é um ato de amor...

Sou Promotora de Justiça há 21 anos, e da Infância e da Juventude há 14.

Estava grávida do meu segundo filho quando vi, pela primeira vez, em audiência, uma mãe entregando o filho de um ano para adoção. Fiquei indignada! Sofri pela criança que estava sendo abandonada e pela raiva que senti da genitora. Os anos se passaram, e hoje sei que aquela mãe praticou um ato de amor.

Crime é abandonar o filho na Lagoa da Pampulha, na lata de lixo, debaixo da ponte ou na porta de uma igreja. Está tipificado como abandono de incapaz no Código Penal.

Comparecer ao Fórum mais próximo de sua região para pedir ao juiz que conceda ao filho a chance de ser feliz em uma família é um ato nobre, que deve ser respeitado e admirado. A mãe que comparece ao Fórum é acolhida e ouvida.

Precisamos ser realistas. Muitas mulheres, por inúmeras razões, dentre as quais não estão relacionados problemas econômicos, não podem ou não desejam assumir seus filhos. Em geral, os pais dessas crianças já as abandonaram desde a concepção. Portanto, essas mães, bem como os pais, se presentes, devem ser esclarecidos que têm o DIREITO de entregar seu filho em adoção, e que a forma correta é entregá-lo no Fórum, para que a criança, desde que na idade permitida, seja imediatamente encaminhada para uma família cadastrada e preparada para adotá-la.

Por outro lado, os cadastrados precisam ter consciência de que não encontrarão para adoção o filho biológico que não tiveram. Em geral as crianças que estão prontas para adoção têm características diferentes das sonhadas pelos adotantes. Podem ser doentes, têm a cor dos seus pais biológicos, irmãos, e nem sempre são "bebezinhos".

Muitos cadastrados estão bem preparados e aptos para assumir a adoção, como a nossa querida Regina Vaz, que percorreu todos os trâmites legais e hoje é mãe do doce Rodrigo, que era uma criança prematura e com vários problemas graves de saúde.

Para os profissionais da área é difícil trabalhar a colocação das crianças, pois vários cadastrados não aceitam nem conhecer uma criança doente, ou de outra cor, ou mais velha. Quem aceita dar uma oportunidade para si próprio, não para a criança, pois há uma outra família esperando por ela, abre um espaço enorme para aceitar as diferenças e ser feliz. Existem muitas crianças prontas para a adoção, mas poucos cadastrados têm interesse em assumir um filho "diferente".

A Regina Vaz conseguiu adotar a criança de um modo rápido porque aceitou receber uma criança que precisava de cuidados especiais. Ela estava na UTI Neonatal sem previsão de como seria o desenvolvimento desta criança. Foi uma atitude pensada, mas de resultados não previsíveis. Naquele momento ninguém saberia como a criança evoluiria dentro de seu quadro clínico extremamente delicado.

Aos profissionais que trabalham nesta área lembro que não trabalhamos para os adultos, mas para preservarmos o direito de cada criança e adolescente atendido, pois, para eles, um dia faz diferença.

Por fim, aprendi muito, e continuo aprendendo muito todos os dias, mas tenho uma única certeza: A ADOÇÃO é um ato de DEUS...

Dra. Maria Cristina Garreta Prats Dias
Promotora de Justiça

Adoção, um ato de amor

Trabalho na Vara da Infância há 17 anos, e sempre ouço que a adoção é um ato de amor, aceitar como seu o filho de outra é ser capaz de exercer um amor incondicional, requer preparo psicológico, desnudar-se de preconceitos e estar disposta a encarar uma sociedade ainda cheia de mazelas.

Nesses anos de exercício profissional, vi que as adoções inter-raciais e as tardias aumentaram, que os grupos de adoções se proliferaram e o tema é debatido nos noticiários, reportagens especiais, nas escolas... Enfim, ser adotado começa a deixar de ser uma "anomalia".

E as mães que entregam seus filhos em adoção, como elas são vistas na sociedade? Os noticiários somente falam dos abandonos, das tentativas de homicídios, de crianças jogadas nas lagoas etc. Existem mães que procuram o Judiciário e são capazes de dizer que não reúnem condições de criar a criança a que deram à luz, ou por ausência de condições econômicas, por vergonha de uma gestação não programada e até mesmo por terem sido vítimas de abuso sexual.

Essas mães não aparecem, mas quando chegam até nós, falam de sua dor, da sua incapacidade de aceitar aquela criança e do desejo de que ela tenha melhor oportunidade em outra família, pedindo-nos que arrumemos "pais bons", que sejam capazes de suprir as necessidades materiais da criança e que lhe ofereçam um futuro melhor.

A entrega de um filho em adoção é um ato de amor, permeado muitas vezes pela dor. E os profissionais que atendem essa mãe têm que lhe oferecer acolhida, respeito e garantias de que seu filho estará bem, pois somente dessa forma elas seguem sua vida, cuidam dos outros filhos e são capazes, muitas vezes sozinhas, de curar o coração que sangra.

A Regina Vaz adotou uma criança, que foi entregue por amor, por uma mãe biológica que desejou a felicidade do filho, que soube, na sua simplicidade, desapegar-se da sua maternidade para que outra pessoa a exercesse, e dessa forma proporcionar a Rodrigo uma vida em família. Regina Vaz e a genitora estão unidas pela doação, a adoção como um ato de amor.

Solange Rolo Silveira
Assistente Social - Judiciário

Há homens e mulheres que conseguem gerar crianças, mas não conseguem ser pais; e há homens e mulheres que, apesar de não gerarem, conseguem ser pais...

Para quem trabalha em uma Vara da Infância, isto é uma constatação diária. Quem são esses homens e mulheres que se colocam à nossa frente falando de suas impossibilidades, razões e desejos explícitos ou não? Entre esses pares, uma criança, e unindo todos, o sofrimento. Às vezes grande, às vezes pequeno.

Vi mulheres que facilmente geraram uma criança, a partir de encontros fortuitos com homens cujos nomes nem sabiam. E outras que se entregaram desesperadamente a tratamentos que as reduziram a um laboratório de experiências para que pudessem gerar uma criança, mas nunca conseguiram seu objetivo.

Aquelas entregaram a criança que geraram para a adoção. Essas buscaram seus filhos na adoção.

Quem são essas crianças, que tão pequenas e indefesas ainda não falam do desejo de estar em uma família? E outras, maiores, que pedem pais, ainda que incógnitos?

Nosso trabalho consiste nisso... Conhecer essas crianças e falar sobre sua família de origem e a que está por vir... E mostrar que, por trás de tudo, está o desejo de alguns homens e mulheres de se tornarem pais dessas crianças, de forma incondicional.

Se alguém se propõe a adotar uma criança e quer isso, é preciso atentar para o que está sentindo e quais pensamentos são produzidos. O incondicional, de alguma forma, deve estar ali, nos sentimentos e pensamentos. Ao saber da existência de uma criança que espera seus pais, o(s) adotante(s) pode(m) temer o encontro, a rejeição, todo o futuro que está por vir. Mas há de ter uma certeza: a criança está lá... E é seu(sua) filho(a). Não é mais possível ficar tranqüilo. A inquietação deve mover esse homem e/ou essa mulher para ir ao encontro dessa criança.

É isso que avaliamos: a capacidade de homens, mulheres, casais acolherem crianças sem ter dúvidas de que são seus pais.

Participei da última etapa de avaliação de Regina Vaz no processo de adoção de seu filho, e foi exatamente este, o principal ponto que observei... O quanto ela estava envolvida com aquela criança, e como não havia restrições nesse envolvimento. Hoje, já não me recordo exatamente sobre o que conversamos, mas tenho na lembrança uma seqüência de imagens, todas elas mostrando Regina Vaz, a mãe, com seu filho no colo, ora rindo, ora falando com ele, ora acalmando-o, ora ninando-o. Ela estava ali, relatando suas experiências e vivências com o bebê. Não importa o que falava, e sim que não havia dúvida de que ele era aquele que ela esperara em sua "gravidez para a adoção".

Célia Regina Cardoso
Psicóloga - Judiciário

Fiquei muito feliz quando recebi o telefonema da apresentadora Regina Vaz, solicitando orientação de como deveria se conduzir para adotar uma criança.

Diante desse pedido, não pensei duas vezes e entrei em contato com o juiz competente da sua região, Dr. Iassin - a quem eu já conhecia há muito tempo - que, após recebê-la, a encaminhou à Promotoria de Justiça da Infância e da Juventude, onde ela também teve todo o apoio.

Ainda mais feliz fiquei quando, tempos depois, recebi nova comunicação da Regina Vaz, informando-me acerca da concretização daquele sonho. Até porque, acolhera em seus braços uma criança com problemas de saúde, ao contrário do que ocorre com a maioria das pessoas que desejam adotar, mas se preocupam tão-somente em aceitar crianças com saúde, impondo preferências em relação à cor dos olhos e outras características, como pude presenciar enquanto exerci a função de Juiz de Menores.

Parabéns a você por esse seu coração. Com certeza o Senhor muito a ajudará e abrilhantará seus caminhos neste mundo.

Dr. Miguel Marques e Silva
Juiz do Tribunal de Justiça de São Paulo

Vivendo com os preconceitos

Meu filho, uma lata de leite condensado

Quando uma pessoa ficou sabendo que eu tinha adotado uma criança nas condições em que o Rodrigo se encontrava, ela me disse:

– Quando você tem uma lata de leite condensado amassada em casa, você usa?

Eu respondi que sim. Ela continuou:

– Quando você está em um supermercado você compra uma lata de leite condensado amassada?

Respondi que não. E ela concluiu:

– Tá vendo?!

– Não entendi! – eu estava confusa, mas ela, na sua simplicidade, me disse:

– Com tantas crianças para adotar, por que você aceitou e escolheu uma criança nesse estado? Se ele tivesse saído da sua barriga você não teria escolha, mas este não era o caso.

Fique passada! Não podia acreditar no que ela dizia.

Entretanto, foi só um choque momentâneo, nada que me abalasse de fato sobre a minha escolha.

Na verdade, entristeci-me pela pobreza de espírito dessa pessoa que, acredito, é mesmo digna de pena.

É muito triste ver pessoas que têm uma visão tão míope da vida, tão sem amor.

Exatamente como o leite condensado, esta pessoa só percebeu a lata, a superfície, não o seu conteúdo. O Rodrigo vai muito além do que se apresenta. Só eu sei da sua vivacidade, do laço que nos uniu no primeiro olhar – justamente eu, que não acreditava muito em amor à primeira vista. A intensidade do amor que flui entre nós é muito maior do que qualquer problema que ele tenha tido. E a grande demonstração de como a fé e o amor transpõem montanhas está na sua recuperação. Todos os problemas de antes, agora não passam de lembranças de sua garra infinita de viver.

De que cor ele é?

Eu estava aproveitando cada momento e cada situação com o Rodrigo, feliz com tudo o que estava passando.

Um dia, encontrei com um conhecido em uma festa, e ele, como todas as pessoas, já sabia da adoção. Chegando perto de mim, ele perguntou:

– Qual é a cor dele? – ele esfregava os dedos em cima da mão, como querendo dizer se ele era negro.

Respirei fundo, fundíssimo. Olhei tão profundamente, que conseguia ver a alma dele. E, depois de fuzilá-lo com os olhos, respondi:

– Azul, e às vezes vermelho – esperei um pouco e perguntei:
– Você não tem uma pergunta mais inteligente para me fazer? Por

exemplo, se eu estou feliz, contente? Se o Rodrigo ou eu precisamos de alguma coisa? Como você pode fazer uma pergunta tão pobre como essa? Saí de perto.

Foi mais um dos momentos duros e, novamente, mais um dos aprendizados. Nossa sociedade continua preconceituosa, preocupada com estereótipos, e não com a essência das pessoas. Quem foge aos padrões é segregado, rejeitado, criticado.

Sei que situações como esta se repetirão muitas e muitas vezes.

Aprendi que não vou conseguir corrigir nem o mundo nem todas as pessoas preconceituosas em relação a mim ou ao meu filho. Mas estou aprendendo a ser mais tolerante, a não dizer o que penso tão depressa e com tanta dureza a essas pessoas medíocres. Muito pelo contrário, estou procurando mostrar a estas pessoas que existem outras formas de enxergar as coisas, tentando diminuir-lhes o maniqueísmo. Afinal, entre o branco e o preto existem infinitos tons de cinza. O que vale são os sentimentos, a alma, o caráter. E nada disso se pode medir em pantone![8]

---

8. Escala internacional de cores padronizadas, muito comum para a indústria gráfica ou têxtil.

Adoção e conscientização

Adoção significa delinear uma vida rejeitada para uma adequada sociabilidade. Não pode um inocente sofrer as mazelas do destino, vitimado que foi por inconseqüências de seus pais legítimos.

Com a alma enlevada de sentimento da mais pura bondade e nobreza para com o próximo, é difundida a colocação em lar substituto.

Portanto, legislação e sociedade alinham-se para tornar digna a vida daquele que está a merecer respeito e consideração a serem dados a toda e qualquer pessoa.

Destarte, é engendrada na coletividade interessada uma adequação para vir a ter consigo e ser responsável por quem não tenha traços de consangüinidade. Como esta condição guarda traços ligados à religião e afinidade, por razões de formação moral, social e educacional, os adotantes buscam trazer para si relações que sejam destinadas a evitar maiores complicações.

Daí a necessidade da conscientização de que o verdadeiro amor ao próximo vai ao encontro dos ditames do coração, do brilho dos olhos, do tremer das pernas, do frio na coluna; assim, restam ser afastadas implicações que guardem relação com a cor, o sexo e a idade de quem venha ser adotado.

Em tempos em que o afastamento do relacionamento com vizinhos e parentes transforma-se num modo contínuo de ser, importante é voltar a valorizar sentimentos de fraternidade.

Urgente, é, assim, que deixemos de ser habitantes do século 21 e voltemos a viver e respeitar a vida e todos os que vivem, distanciadas todas as adversidades que as agruras impõem para uma saudável convivência familiar e aceitabilidade social.

Digna, assim, de nossa profunda admiração a adoção procedida por Regina Vaz, que se sobrepôs às mais diversas dificuldades para ter consigo, e conosco, o seu filho Rodrigo.

Cabe parabenizá-la e colocarmo-nos ao seu lado para, todos juntos, nos fazermos merecedores do respeito, admiração, e, sobretudo, do amor da doação.

Parabenizo-a e lhe agradeço por mostrar a todos um real significado de solidariedade e amor.

Dr. Sérgio Antonio Ribas
Juiz de Direito Substituto em 2º Grau

A adoção na mídia

Artistas de televisão adotam – o lado positivo

Depois que comecei a pensar em adoção, a ler sobre o tema, pesquisar, me dei conta de que havia vários artistas que tinham adotado crianças e estavam felizes com seus filhos.

Quando via os artistas de televisão, como Madonna, Angelina Jolie, Juca Chaves, Elba Ramalho, Marcelo Anthony, falando de adoção eu pensava: "Para eles é fácil adotar, eles são artistas, famosos. Quero ver uma pobre mortal como eu conseguir. Vai ser mais fácil ver boi voar!".

A imagem estereotipada que se tem é que artista não sofre, não tem problemas, não chora, não acorda amassado, não envelhece nem tem dor de barriga. Por que pensar assim? Hoje me convenci de que, ainda bem que eles foram para a mídia e mostraram que é possível adotar legalmente, ter seu filho e ser feliz, porque isso incentiva outras pessoas a fazer o mesmo, criando assim uma corrente do bem. Com a minha pequena contribuição, levantei a bandeira da adoção e passei a fazer a diferença, ainda que pequena.

Ser adotado aumenta a mídia – o lado negativo

Acho interessante como a mídia potencializa o fato de uma pessoa ser adotada quando ela fez alguma coisa errada: "Filho adotivo rouba o pai". "Filha adotiva vira prostituta."

Eu sempre me pergunto: Se aquela pessoa não fosse adotada, teria feito diferente?

Conheci uma adolescente que usou drogas, e era filha biológica. Se ela fosse adotada, certamente as pessoas assim justificariam: "Ela foi para as drogas porque é adotada".

E mais, adotado vira sobrenome. "Este é meu sobrinho adotado." "Esta é a minha irmã adotada."

Acredito que as pessoas devem se policiar para não ser preconceituosas. O fato de alguém ser adotado não deve servir como rótulo, e muito menos para que seja apontado como "o diferente".

Corrente do bem

Cada vez que contei o caso do Rodrigo em rádio, televisão, palestras, ou em qualquer lugar, pode ter certeza de que eu ajudei alguém!

Após cada relato, as pessoas me procuravam, ligavam, passavam e-mails pedindo orientação, ajuda, esclarecendo as dúvidas, outras agradeciam por eu tê-las incentivado a realizar um sonho que tinham, mas que o medo as impedia de concretizar.

Guardo dentro de mim um desejo muito grande de ajudar as pessoas. Tanto, que escolhi como profissão ser assistente social. É verdade que com o tempo deixei de exercê-la, mas nunca de ajudar.

Não imaginei que a adoção de meu filho Rodrigo abriria as portas para outras famílias realizarem seus sonhos, terem os seus filhos, e assim, mudar a vida de crianças nos abrigos.

A corrente do bem pode ser ampliada de um modo muito rápido, pelas vias do direito e da legalidade, mudando preconceitos mesquinhos e fazendo as pessoas perceberem que podem fazer a diferença. Basta querer!

Sim, adotei sozinha

Quando decidi adotar, eu não tinha marido, e ainda não tenho. As pessoas me questionavam:

– Mas você vai adotar uma criança sem marido? Sozinha? Seu filho não vai ter pai. E daí, o que você vai falar para ele? Qual vai ser a imagem de figura masculina que seu filho vai ter?

– O juiz não vai aceitar você para adoção. Posso te dizer que ouvi de várias pessoas comentários negativos.

Mas nunca abri mão dos meus sonhos, sou muito determinada, focada. E, quando quero, batalho. Não dei bola para esses comentários.

Hoje, com meu filho no colo, posso te dizer:

– Ainda bem que me fiz de "surda", ou, melhor ainda, esses comentários foram o combustível para eu ir, com mais garra e vontade, atrás do meu sonho.

É preciso acreditar e trabalhar muito para que o sonho se realize. Como disse Raul Seixas:

"Sonho que se sonha só, é só o sonho que se sonha só, mas o sonho que se sonha junto é realidade."

Hoje, eu e Rodrigo sonhamos e vivemos a realidade de uma vida melhor para ambos; nós nos completamos, somos interdependentes.

O negativismo que ouvi das pessoas, tenho certeza, não foi por maldade – assim espero –, mas principalmente para que eu mesma pusesse à prova minhas convicções. Creio que muitas dessas pessoas assumiram o papel de "advogado do diabo", tentando pintar com cores fortes os problemas que eu poderia enfrentar. Mas, felizmente, com isso elas me tornaram mais forte e decidida.

Os verdadeiros amigos não são aqueles que concordam sempre com a gente, mas aqueles que nos criticam quando estamos errados, nos abrem os olhos para os problemas que poderemos enfrentar e nos apóiam quando estamos convictos de nossas atitudes.

É verdade que adotei sozinha o meu Rodrigo. Entretanto, sempre primei pela qualidade de minhas amizades, e sei o quanto elas são verdadeiras. Não faltarão ao Rodrigo exemplos de figuras masculinas a serem seguidas, tanto de amigos como da família!

Sem apoio eu não conseguiria

Sempre ouvimos o ditado "Uma andorinha só não faz verão!"

Esta é uma grande verdade, mas, infelizmente, quase sempre fica somente na retórica.

Crescemos e nos tornamos muitas vezes, até mesmo pelas obrigações sociais, pessoas egoístas, narcisistas, focadas somente em nossos problemas e no nosso mundo. Acabamos por viver olhando para o nosso próprio umbigo, como se fôssemos o centro do universo, esquecendo-nos de que existe um mundo além de nós.

O corre-corre do dia-a-dia, a busca desenfreada por cada vez mais e mais, às vezes somos incapazes de nos impor limites, nos tornamos frios, distantes e, porque não, materialistas.

Não posso negar que muitas vezes (e põe muitas vezes nisso!) também fui desse jeito, afinal, não sou diferente de ninguém. Até mesmo quando resolvi adotar uma criança, devo confessar que, no primeiro momento, idealizava como queria que meu filho fosse, como se estivesse escolhendo um carro. Mas, durante o processo fui acordando para uma realidade diferente, e, devo reforçar, muito melhor.

No percorrer de minha jornada para adotar, nos momentos de medo nos hospitais, na briga desumana com o plano de saúde, nas angústias com toda a fragilidade do Rodrigo, recebi tantos exemplos de calor humano, de carinho, de respeito ao próximo, de abnegação, que não pude deixar de aprender, de crescer interiormente ao longo de todo o processo de adoção.

As pessoas que cruzaram meu caminho neste período pareciam iluminadas; sempre com uma palavra apropriada para aquele momento. A palavra certa no momento certo! Não eram palavras vazias, mas carregadas de um amor gratuito, desmedido, palavras que se sedimentaram em meu coração e o abriram para um bem maior. Palavras não perdidas no espaço, mas acompanhadas de atitudes firmes, focadas, assertivas e positivas. A moeda de troca não era cheque ou dinheiro, tampouco "favores", mas a energia positiva, uma pura e verdadeira sinergia para a verdadeira corrente do bem, e, principalmente, gratuita, desprendida de qualquer outra intenção que não fosse ajudar o próximo!

Foram desembargadores, juízes, assistentes sociais, promotoras, médicos, enfermeiras, amigos, parentes, enfim, até pessoas que eu talvez nunca mais volte a encontrar, e outras com quem jamais deixarei de conviver que, de um jeito ou de outro me ajudaram, e ainda ajudam a cuidar do meu filho e a escrever este capítulo da minha vida.

Presenciei e vivi, neste período, situações alegres e tristes, de grandes felicidades e emoções, enfim, situações inesquecíveis.

Surpreendi-me demais com o desapego material de muitas pessoas, com a capacidade de doação e até mesmo de superação de outras.

Enfermeiras sensíveis demais, delicadas, com a paciência de Jó.

Elas não eram somente capazes profissionalmente, além de extremamente eficientes e eficazes, eram humanas, aliás, talvez até mais do que humanas, verdadeiros anjos do céu dentro da UTI. Por mais que eu me desesperasse, elas me tranqüilizavam!

As amigas que não foram ao meu chá-de-bebê, se desculparam, mas não deixaram de marcar presença de alguma forma. Fizeram visitas em casa ou mandaram o presente: Angelina, Maria José, Leliane, Maria Luiza, Sandra V., Lenise, Nélia, Marcinha, Vilma... Tantas demonstrações de amor, de afeto!

A cada momento, durante toda a recuperação do Rodrigo, as pessoas que se aproximavam de mim vinham sempre com um agrado, um mimo, uma delicadeza, ninguém deixou passar um momento sequer sem me socorrer. Mesmo alternando momentos difíceis e de alento, embora sofresse, meu coração sorria por tanto carinho e amor que recebia por todos os lados. Este amor e carinho eram canalizados por mim diretamente ao meu Rodrigo. Não tenho dúvida de que este foi o principal medicamento que ele tomou para superar todos os seus problemas!

Uma cena que não poderia passar em branco é a do meu pai dando mamadeira ao meu pequeno Rodrigo.

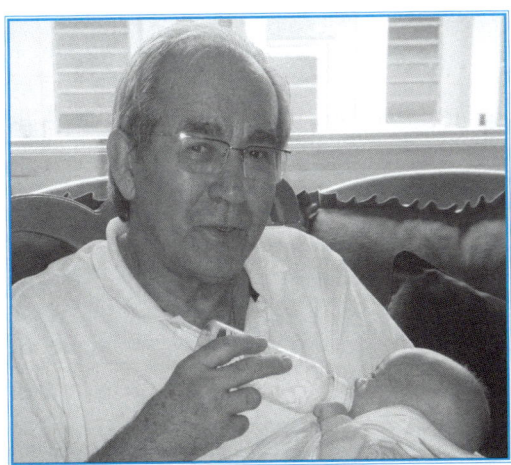

Meu pai, meu amigo, alimentando seu neto com todo o carinho do mundo.

Eu já havia me surpreendido com ele anteriormente, por ter tido a capacidade de sozinho comprar as primeiras roupas do Rodrigo. Mas, dar a mamadeira estava muito além do que eu poderia imaginar.

Ele estava com receio e muito medo de segurá-lo, porque era muito pequeno, mas seu medo foi vencido pela vontade de ter seu neto nos braços. Seu olhar de avô coruja alimentava a alma do pequeno neto, que se alimenta de carinho e afeto.

Mais uma vez Rodrigo promoveu "milagres" naqueles que o rodeiam.

Meu pai envia semanalmente o leite e a fralda especial do Rodrigo. Esta é a forma de ele dizer o quanto ama seu neto e de estar presente diuturnamente junto do Rodrigo e de me ajudar muito! E esta atitude me faz imensamente feliz!

Meu sonho da maternidade hoje é uma realidade. Uma realidade que não construí sozinha, mas com todos aqueles que abriram meus olhos, meu coração, me deram colo, me sustentaram, me ajudaram e me acolheram nos momentos difíceis. Muitas pessoas ainda continuam me ajudando na rotina, nas dificuldades, nas surpresas alegres e tensas do dia-a-dia. Algumas pessoas de forma direta, outras indiretamente com discrição e aparentemente distante, mas só aparentemente. A todos eles agradeço de todo coração!

Acredito plenamente que esta seja a minha parte nesta história, a de uma mãe, mas uma mãe que fez uma única opção, a de amar plenamente alguém que, se teve um início difícil, encontrou esperando-o uma mãe que luta a todo momento para lhe proporcionar dias melhores, de muita alegria e felicidade!

Assim, quem sabe, lá no futuro, meu Rodrigo, ao ler este livro, cuja história foi escrita por mim, mas dirigida por ele, compreenda o quanto é importante amar alguém e possa também fazer o mesmo para outros. Quem sabe? O futuro somente a Deus pertence!

Algumas pessoas me dizem:

– O que será que o Rodrigo, quando crescer, vai achar de tudo isso? Do livro sobre a vida dele?

Eu respondo:

– Não sei se ele vai gostar ou não. O que sei é que eu gostaria que ele crescesse vendo que na vida sempre existe alguém para ajudar, alguém que ajuda, e alguém para agradecer. Afinal, não existe ninguém tão inocente que não tenha nada a ensinar, assim como não existe ninguém tão experiente que não tenha mais nada a aprender. E que, na vida, o bom é viver intensamente cada momento como se fosse único, mas com responsabilidade! Ele vai trilhar seu próprio caminho, com suas escolhas, do seu modo, e eu, como mãe, quero estar presente, compartilhando da sua vida, para apoiá-lo, dar risada, comemorar as vitórias, chorar nas tristezas, e mostrar que um campeão também se mostra na derrota.

Toda forma de amor vale a pena

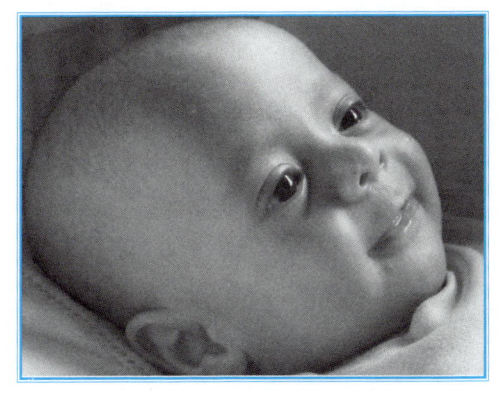

Um sorriso de paz que enche nossos corações.

Atualmente, Rodrigo não tem mais nenhum problema sério de saúde. O único cuidado é com o leite, que continua sendo o de soja. Ele leva uma vida normal. É uma criança sadia, curada e perfeita.

Meu filho é um menino "abençoado por Deus e bonito por natureza", como diz a música, e eu concordo plenamente!

Seu sorriso constante me anima, me energiza, me dá forças para enfrentar o dia-a-dia.

Hoje, quando olho para o Rodrigo tenho certeza de que toda a minha luta valeu e continua valendo a pena. Faria tudo de novo!

Nunca abra mão de seus sonhos, jamais!!!

Brigue, lute, batalhe, vá pra cima, grite para o mundo te ouvir, chore, se desespere, passe noites em claro, emagreça, tenha gastrite... Mas não desanime, nunca desista!

Os covardes choram antes, e os heróis choram depois. Chorar todo mundo pode, desistir, não!

O que eu desejo é que as pessoas que pensam em adotar realizem seus sonhos! A única diferença são nove meses, e eu te pergunto:

– Que diferença isso faz a para uma vida inteira de amor?

Meu filho é uma estrela que iluminou e deu um novo e melhor sentido à minha vida!

Ele não saiu da minha barriga, mas entrou no meu coração e se instalou para sempre!

Um beijo da mãe mais coruja desse mundo,
Regina Vaz

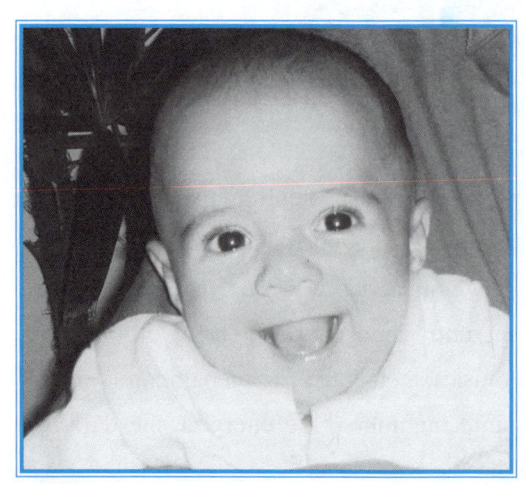

Filho, obrigada por você existir!

Manual de Adoção

A realidade brasileira

Família de propaganda é aquela idealizada, um verdadeiro mito que vemos todos os dias na TV, com papai, mamãe e filhos brancos, muito bem vestidos, jovens, lindos, sorridentes, no estilo propaganda de margarina – que me desculpem os fabricantes deste alimento, mas as propagandas são todas muito iguais. Todos alegres tomando seu diferenciado e sortido café da manhã, com o sol adentrando a cozinha esplendorosa...

Esta imagem estereotipada que a TV nos mostra como uma família, que em momento algum da história da humanidade existiu de fato, infelizmente, muitas vezes dificulta aos filhos de casais separados a convivência em harmonia com seus pais, assim como também impede que milhares de crianças sejam adotadas, fazendo-as permanecer condenadas ao abandono em abrigos ou, ainda pior, cruelmente ignoradas nas ruas, à mercê de toda sorte de violências.

Aquela família idealizada na TV e muitos dos preconceitos sociais, por vezes deixam de inspirar o amor em pessoas sozinhas, casais idosos, casais não ricos, pessoas solteiras, fazendo que a ausência deste amor não promova a adoção de crianças que aguardam ansiosamente por alguém que as queira como filhos.

Eu sou uma testemunha de que o sistema judiciário prima pelo melhor interesse da criança, sei como são justos e preocupados os responsáveis pelo sistema de adoção, como tratam com atenção e carinho aqueles que compartilham da proposta de uma vida melhor para essas crianças desafortunadas.

O melhor para qualquer ser humano, e em especial para a criança, é estar cercado de amor, afeto e respeito. Mesmo que seja por um tempo determinado, no caso de pais adotivos idosos, ou que tenha de dividir o mesmo quarto com os outros irmãos, no caso de pais não ricos. É infinitamente mais benéfico ter amor real do que nunca tê-lo, por idealizar uma família estereotipada pelos comerciais de TV.

As crianças têm (a dura) consciência de que suas chances de adoção e de ter o amor de um pai ou uma mãe diminuem barbaramente a cada ano que passa. E sabem que, ao completarem 18 anos, serão obrigadas a sair do abrigo em que se encontram para "irem à luta" para sua sobrevivência.

Historicamente, 45% das pessoas interessadas em adotar uma criança o fazem com o objetivo de construir uma família, 25% para aumentar a família, 15% para ajudar alguém, e 15% por outros motivos.

Alimentados pela estereotipada família ideal, a procura de crianças para adoção recai essencialmente sobre recém-nascidos a até 2 anos, brancos, com saúde perfeita e sem irmãos. Acontece que somente 3,3% das crianças disponíveis para adoção todos os anos apresentam estas características, de acordo com pesquisas efetuadas pelo IPEA – Instituto de Pesquisa Econômica Aplicada. O resultado é este que conhecemos: Uma enorme fila de pais e um grande contingente de crianças esperando pela adoção que não acontece. Esta é uma questão cultural que precisa começar a ser modificada. Só para se ter uma idéia do que estou falando, fui buscar este quadro:

Estatística de interesse de adoção	
Idade da Criança	**Proporção Pretendente por criança**
De 0 a 2 anos	36 pretendentes para cada 01 criança
De 2 a 5 anos	05 pretendentes para cada 01 criança
De 5 a 7 anos	01 pretendente para cada 02 crianças
De 7 a 10 anos	01 pretendente para cada 13 crianças
Mais de 10 anos	01 pretendente para cada 66 crianças

Fonte: CeCIF – Centro de Capacitação e Incentivo à Formação de Profissionais.

Temos que lembrar e manter permanentemente aceso em nossa mente que adoção é um ato de amor, e não de regozijo próprio. Temos que nos conscientizar de que a adoção é dos pais para as crianças, e não das crianças para os pais.

Nesse cenário, os Grupos de Apoio à Adoção, como o GAASP e o Projeto Acolher, cumprem papel fundamental. São formados, em geral, por pessoas que já adotaram ou querem adotar. Espalhados por todo o Brasil, esses grupos oferecem atendimento e orientação a pais e mães adotivos no processo de espera por uma criança e na etapa posterior à adoção. Eles buscam incentivar a adoção de crianças mais velhas ou com características diferenciadas. A questão racial é um problema no Brasil, mas o principal obstáculo para adoção é a idade e os grupos de irmãos.

O trabalho destes Grupos tem-se mostrado eficaz. Nas reuniões, casais que têm filhos adotivos compartilham suas experiências com interessados em adotar. Apenas 4% dos pretendentes inicialmente aceitariam adotar uma criança com idade superior a 4 anos; ao fim dos encontros, este número sobe para 20%, o que significa uma melhora substancial, embora muito longe do ideal para a realidade destas crianças.

Abrigos superlotados

A atual legislação de adoção prioriza a volta das crianças à família original, mas, infelizmente, termina por condená-las a viver por longos anos em abrigos.

São duas realidades simultâneas que se encontram com uma freqüência muito menor do que a desejada: de um lado, milhares de crianças aptas para adoção; de outro, uma enorme lista de espera de casais ávidos por adotar.

O livro O *direito à convivência familiar e comunitária: os abrigos para crianças e adolescentes no Brasil*, lançado em 2004 pelo IPEA, faz uma radiografia de 589 estabelecimentos em todo o país que recebem recursos da Secretaria de Assistência Social, do Ministério do Desenvolvimento Social e Combate à Fome (MDS).

Ele mostra que nessas instituições vivem cerca de 20 mil crianças e adolescentes: 58,5% são meninos, 63% são negros, e 61,3% têm entre 7 e 15 anos. Mas nem todos são órfãos ou estão abandonados: 87% têm família e, mais importante, 58,2% mantêm vínculos com elas. A grande maioria, portanto, está numa perversa situação. A família não tem condições de cuidar dessas crianças, mas, por força da legislação, elas não podem ser adotadas, e assim continuam a viver nos abrigos. Essa situação gera um grande problema. De acordo com o estudo, 46,2% dessas crianças e adolescentes ficam de dois a dez anos no abrigo, mas apenas 10,7% delas se encontravam, no momento da pesquisa, em 2003, em condições de ser adotadas.

O livro mostra uma dura realidade: Elas estão lá porque são pobres. O que se verifica, infelizmente, é que o que o ECA prevê não acontece de fato. O Estatuto prevê que o abrigo é medida provisória e excepcional, como forma de transição para a colocação em família substituta, não implicando privação de liberdade. Entretanto, não foi isso que o estudo do IPEA apontou em seu livro. Os pais não abrem mão do poder familiar, mesmo não tendo condições de criar as crianças. A conseqüência é que elas crescem e entram numa faixa etária difícil para adoção. Como a legislação defende que os filhos sejam criados pelos pais ou por familiares, e somente depois de esgotadas essas possibilidades é que a adoção pode ser tentada, o tempo que essas crianças e adolescentes passam nas instituições é longo demais.

Verdades e mentiras sobre adoção

O que é adoção?
É a forma legal e definitiva de uma pessoa assumir como filho uma criança nascida de outra pessoa. A adoção é irrevogável, não pode ser desfeita. O filho adotado passa a ter os mesmos direitos dos filhos biológicos.
Após a adoção, o registro original da criança é cancelado e ela perde qualquer vínculo com seus pais e parentes naturais. A adoção exige o consentimento prévio dos pais biológicos ou seus representantes legais. Este consentimento pode ser dispensado pelo juiz quando os pais forem desconhecidos ou tiverem sido destituídos do poder familiar.

Aonde devo ir para adotar uma criança?
À Vara da Infância e Juventude mais próxima da sua residência ou ao Fórum de sua cidade ou região. Leve seu RG e comprovante de residência.

Quem pode adotar?
Pessoas maiores de 18 anos, independentemente do sexo e do estado civil. É necessário que os adotantes sejam pelo menos 16 anos mais velhos que a criança ou adolescente que pretendem adotar, bem como tenham idoneidade moral e financeira.

Quem não pode adotar?
Avós e irmãos da criança ou adolescente; mas eles podem pedir a guarda ou tutela.

Quem pode ser adotado?
A criança ou adolescente que contar com até 18 anos de idade completados até a data do pedido de adoção. Maiores de 18 anos também poderão ser adotados, contudo, devem estar sob a guarda ou tutela do adotante à época do pedido de adoção.

Pessoas do mesmo sexo podem adotar em conjunto?
Não, somente casais heterossexuais podem fazê-lo. O artigo 162 do Código Civil estabelece que a adoção só pode ser realizada por duas pessoas, se forem marido e mulher ou se viverem em união estável, mas podem fazê-lo separadamente.

Deficientes físicos podem adotar?
Sim, o fato de a pessoa ser deficiente físico não impede de realizar uma adoção.

Quem faz a avaliação e por que os pretendentes devem passar por uma avaliação?

As avaliações são feitas por uma assistente social e uma psicóloga da Vara da Infância e Juventude na qual o pretendente está inscrito. É realizada para que os pretendentes possam refletir sobre a adoção e para que tenham segurança desse passo tão importante que pretendem dar. E, ainda, para que as crianças/adolescentes tenham maiores garantias de que estarão indo para uma família preparada para recebê-los da melhor maneira possível.

Quantas entrevistas são realizadas?

Depende do profissional. Há situações em que com uma entrevista o profissional se considera satisfeito. Mas, em geral, fará mais de uma entrevista com o(s) pretendente(s). Também dependerá dos entrevistados e do quanto o profissional considerar que precisa conhecer melhor os pretendentes, seus motivos, a qualidade de sua relação etc.

Qual a duração do processo?

Difícil prever esse prazo. Depende muito das características da criança pleiteada e do lugar que é ocupado pelo pretendente na fila do cadastro. Depende também de ter havido ou não necessidade de o profissional que está realizando a avaliação precisar coletar mais dados sobre os pretendentes para chegar a uma conclusão.

Fiz o cadastro, fui habilitada. Já vou receber a criança?

Depende das características da criança desejada. Quanto mais restrições, maior tende ser o tempo de espera. Se o desejo é adotar uma menina branca, recém-nascida, provavelmente o(s) pretendente(s) terá(ão) de esperar mais de um ano.

Adotar bebê é mais fácil e mais rápido?
Não. O tempo de espera é maior, porque a maioria das pessoas deseja adotar bebês.

Por que a demora para a chegada da criança?
Nem todas as crianças abrigadas estão liberadas para adoção. Muitas vezes, quando estão disponíveis, seu perfil não coincide com o desejado pela maioria dos candidatos à adoção. Este desencontro provoca, por um lado, a longa permanência das crianças nos abrigos, e, por outro, a demora de sua chegada às famílias.

Qual é o perfil da criança disponível para adoção?
A maioria das crianças que estão disponíveis para ser adotadas tem mais de 4 ou 5 anos de idade. Em geral é uma criança maior, tem irmãos, nem sempre é saudável ou da mesma etnia dos pretendentes ou pais adotivos.

Adotar crianças maiores trará problemas?
Não. Apenas requer preparo dos futuros pais para compreender que a criança precisa de tempo para se adaptar e se sentir pertencente à nova família.
A adoção tardia tem suas especificidades e seus "riscos", tal como a adoção de crianças menores e até mesmo a filiação biológica. Garantias de facilidades na criação de filhos é meta impossível de ser atingida. Entretanto, as "dificuldades" eventualmente inerentes à adoção de uma criança maior

podem ser prevenidas com o trabalho desenvolvido com a criança e os pais. Com a criança, no sentido de prepará-la para a aceitação dos novos vínculos, perder o medo de novas separações etc. Para os pretendentes, no sentido de preveni-los para as possíveis reações que a criança virá a ter no início do relacionamento com a nova família.

Devo procurar crianças em abrigos?
Não é recomendável, pois nem todas as crianças que estão nos abrigos estão disponíveis para adoção.
Existem crianças abrigadas que não têm pais, mas têm outros parentes, e a equipe profissional geralmente está empenhada em reintegrar a criança à família de origem.
A maioria das crianças abrigadas ainda está sob o poder familiar de seus pais e, portanto, vinculadas a eles legalmente, o que as torna não disponíveis para a adoção.

Se uma grávida quiser entregar seu filho para mim, o que faço?
Converse com ela. Mostre que entende sua impossibilidade, acolha-a, e acima de tudo não a censure. Explique que seu bebê terá maiores garantias se for entregue ao judiciário, que se encarregará para que ela tenha uma adoção segura, com a garantia de que as pessoas que vão recebê-la terão sido avaliadas, orientadas e até mesmo, eventualmente, preparadas para fazer uma adoção. O processo pelas vias legais é garantia de tranqüilidade para todos: a criança, a mãe que a entrega, e os pais adotivos.

Pode-se registrar uma criança como filho sem passar pela Vara da Infância e Juventude?
Não, isto é crime punível com reclusão de 2 a 6 anos. O registro pode ser cancelado, dando aos pais biológicos o direito de recorrer à justiça para reaver seu filho.

Se a mãe biológica aparecer, ela pode levar embora a criança?
Desde que a adoção tenha sido realizada legalmente, ou seja, pelos trâmites normais perante a Vara da Infância e Juventude, com base no que dispõem o Código Civil e o Estatuto da Criança e do Adolescente, ela será irrevogável e a mãe biológica perderá todos os direitos legais sobre a criança, os quais passarão plenamente às pessoas que realizaram a adoção.

A criança deve saber que é adotada?
Não se pode negar ao filho o direito de conhecer sua história. Estudos mostram que crianças que desconhecem sua origem podem ter dificuldades de aprendizagem, entre outros problemas. A experiência recomenda contar o mais cedo possível. Falar a verdade, naturalmente e na medida da curiosidade da criança.

Entregar meu filho para adoção é crime?
Não. Caso a mãe ou os pais não se sintam em condições de criar o filho, devem se encaminhar à Vara de Infância e Juventude e lá entregá-lo para que possa ser encaminhado a uma família que esteja preparada para adotá-lo.

Devo pedir aos amigos e vizinhos que encontrem alguém para adotá-lo?
Não. Nem sempre as pessoas estão preparadas para receber seu filho com o amor e maturidade que ele merece. O Fórum sabe quem são as famílias preparadas e fará o encaminhamento de seu filho com segurança.

Estou sendo pressionada para entregar meu filho. Estou arrependida e não quero mais entregá-lo a essas pessoas.
Denuncie quem a estiver pressionando. Você tem o direito de decidir sobre o que deseja para seu filho. Sua decisão deve ser amadurecida e tranqüila para que não haja arrependimentos.

Se eu entregar meu filho para um desconhecido, ele estará garantido legalmente?
Não. Adotar não é pegar para criar. O filho por adoção é um filho como o biológico, com os mesmos direitos e deveres. Entregá-lo na rua ou para um "conhecido" não lhe dará garantia alguma de que ele será adotado legalmente. Garanta os direitos e o futuro de seu filho, entregue-o na Vara de Infância e procure nela orientação e apoio.

Histórias de adoções ilegais

Quero muito, muito mesmo, deixar absolutamente claro que o melhor caminho para a adoção é a **legal,** ou seja, é através da Justiça e seus órgãos competentes.

Muitas vezes, na ânsia de um desejo ou na inocência de achar que estamos ajudando alguém, partimos para a adoção não-legal, mas, na realidade estamos criando situações indesejáveis para nós e principalmente para a criança, que acabará por sofrer nossas inconseqüências.

Só por isso pesquisei, e encontrei algumas histórias reais ocorridas recentemente e amplamente divulgadas nos meios de comunicação, dentre as quais destaquei duas. As matérias encontradas foram adaptadas por mim, mas preservam os fatos como aconteceram, e os nomes dos envolvidos foram substituídos por nomes fictícios em respeito a privacidade de cada um. Cabe aqui o fato, não as pessoas.

CASAL PRESO AO TENTAR ADOTAR BEBÊ TINHA DIFICULDADE DE TER OUTRO FILHO

Em vez de ter nos braços a filha com quem tanto sonhou, o casal – Maria, de 40 anos, e João, de 45 anos – recebeu um par de algemas. Eles foram presos ao tentar adotar uma recém-nascida num hospital publico no interior de São Paulo onde residem. Diabética, Maria não pode mais engravidar. Ela é mãe de um garoto de 5 anos e sofreu abortos espontâneos nas gestações seguintes.

O casal foi preso em flagrante, na maternidade do hospital, quando ia receber a criança do colo da mãe biológica, Joana, de 29 anos, que tem outros cinco filhos, com idades entre 3 e 12 anos. Joana não é casada e não queria revelar à polícia a identidade do pai do bebê. O casal combinou a troca de identidades com Joana no dia da internação na maternidade. Joana usou o CPF e o título de eleitor de Maria para que a recém-nascida saísse da maternidade já registrada em nome dos pais adotivos. Nos planos do casal, bastava deixar a maternidade, fazer o registro de nascimento no cartório e criar a menina como filha legítima, sem que ninguém soubesse.

Maria preparou a casa para receber a menina, com bercinho e enxoval novos, segundo contou sua cunhada, Francisca. "Foi tudo feito com tanto carinho", disse.

Francisca cuida do sobrinho enquanto os pais estão presos. Desolada, ela defende o irmão e a cunhada. "Maria é diabética, não pode mais ter filhos. Com muito sacrifício, conseguiram o menino. Ela não saía do hospital", relembrou. "Ela tentou engravidar várias vezes, mas perdeu o filho em todas".

O casal vive em uma casa modesta em um bairro de classe média baixa; Maria mantém um bar na frente da casa. Com a renda do estabelecimento, ela ajuda o marido, que é funcionário de uma indústria, a pagar as despesas. "Eles são honestos e trabalhadores. Levam uma vida correta. Não merecem passar por isso", desabafou Francisca, em lágrimas.

Uma vizinha do casal, de 63 anos, também enaltece a qualidade dos dois. "São pessoas direitas, boas. Só queriam fazer o bem", afirmou.

Problemas de saúde

Os familiares relataram que Maria passou por uma cirurgia de redução do estômago há quatro meses e que precisa de cuidados especiais. Diabética, ela toma insulina para controlar a doença. João pode até perder o emprego.

O advogado do casal pediu ontem a liberdade provisória de Maria e João, e aguarda uma decisão da Justiça.

Os dois estão presos em celas comuns. O advogado disse que os dois estão muito abatidos. A mulher passa o dia chorando. "Estão preocupados com o menino. Não querem que ele saiba de nada."

Brincando com as primas na casa de Francisca, o menino ainda está à espera da irmãzinha, que gostaria que se chamasse Juliana. "Pra chamar de Ju", disse, inocente.

Entre ficar com a mãe biológica e a adotiva, o bebê recém-nascido foi parar num abrigo para menores, sob a guarda do Conselho Tutelar. A criança aguarda uma decisão da Justiça, que poderá até encaminhá-la para a adoção.

Segundo o coordenador do Conselho Tutelar, o primeiro passo é localizar o pai. Se ele não quiser a guarda do bebê, a mãe biológica, Joana, até pode tê-la de volta. Porém, terá três meses para decidir se quer ficar com a criança e provar, nesse período, ser capaz de cuidar da menina. Joana já é mãe de cinco filhos.

Em seu depoimento à polícia, Joana contou que não tinha condições de criar a menina e que queria doá-la a um casal. Uma amiga intermediou o encontro dela com Maria e João no oitavo mês de gestação. Mas, após o parto, ela se arrependeu.

De acordo com o delegado, ela contou a história para uma pessoa do hospital, que a repassou a um terceiro. Este, ao receber a intimação de um policial civil, fez a denúncia. Na hora combinada para a entrega da criança, os policiais fizeram o flagrante. O casal foi indiciado por comunicar parto alheio como próprio, crime inafiançável. A pena varia de dois a quatro anos de prisão. Joana responde por falsidade ideológica em liberdade.

EMPRESÁRIA ERRA DE BOA-FÉ

A empresária Ana Maria nunca pensou em adotar uma criança, até o dia em que soube, por uma vizinha, que uma conhecida de uma amiga dela queria doar o bebê que estava esperando, porque não tinha condições de criá-lo. Ela e o marido ficaram ainda mais entusiasmados depois que a própria avó da criança confirmou a intenção da doação. As duas famílias combinaram que, logo após o bebê nascer, a mãe biológica iria ao Fórum oficializar o desejo de doação em favor do casal.

Acontece que a criança nasceu de oito meses e recebeu alta antes da mãe. A avó, sem ter como criá-la, pediu ao casal para ficar com o bebê até que a mãe biológica recebesse alta.

Como estava demorando muito, a avó sugeriu que o marido da empresária registrasse o bebê em seu nome, junto com a mãe biológica, porque seria mais fácil mudar depois. O casal aceitou e, hoje, um ano depois, enfrenta *uma batalha judicial para obter definitivamente a guarda da criança. Além disso, o pai ainda corre o risco de ser responsabilizado criminalmente por falsidade ideológica, já que deu informações não verdadeiras ao cartório para registrar o bebê.* "Por mais racional que você seja e tenha acesso às informações, na hora que envolve assuntos do coração você não pensa. Não fui procurar a criança. Foi ela que veio a mim. Agora não quero perdê-la", *diz a empresária. O casal nunca ofereceu nada à mãe pelo bebê, e ela também não pediu.*

"Quando nasce uma criança adotada? Quando sai da barriga da mãe, quando sai da instituição, quando encontra uma família, quando muda o seu sobrenome?

Não basta uma nova mãe, uma nova família, um quarto acolhedor, uma escola.

É necessário dar vida a uma nova compreensão, é necessário uma nova gestação, sem renegar a primeira – a biológica, que tem seu valor fundamental: uma gestação mental, na qual a criança se sinta desejada, querida, onde sinta que, para algumas pessoas, ela é o centro das atenções, dos investimentos afetivos, e que ela é aceita incondicionalmente com o seu passado".

Francesco Villa, O Outro Nascimento

Projeto Acolher

O Projeto Acolher, Grupo de Apoio à Adoção e à Convivência Familiar, foi criado para ser um espaço de acolhimento e integração de pessoas que se tornaram pais ou filhos pela adoção; aguardam a chegada de seus filhos e se identificam e se interessam pela situação das crianças impossibilitadas de permanecer em suas famílias de origem.

Nos encontros procura-se compartilhar, conversar, ouvir, informar, orientar, refletir questões da vida em família e também da realidade das crianças abrigadas.

Enquanto os pais estão reunidos, seus filhos participam de atividades recreativas que propiciam uma convivência agradável entre crianças que chegaram através da adoção ou não.

O Projeto Acolher também apóia famílias carentes, abrigos, crianças e adolescentes abrigados, por meio da tentativa de reintegração familiar ou programas alternativos.

Sabe-se que muitas crianças brasileiras, impossibilitadas de viver com suas famílias de origem, sonham ser amadas e inseridas numa família. Sabe-se também que a filiação adotiva ainda é cercada de preconceitos.

Neste sentido, o Projeto Acolher visa:
- Divulgar, orientar e informar aos interessados questões relativas à adoção e à realidade das crianças institucionalizadas, procurando desmistificar essa forma de filiação;
- Apoiar e acompanhar as famílias adotivas e pretendentes à adoção, por meio de encontros nos quais se compartilham diversas experiências;

- Prevenir o abandono e/ou institucionalização de crianças e adolescentes, atendendo famílias em situação de risco social;
- Apoiar abrigos e crianças/adolescentes abrigados.

Procedimentos para adoção

Procure a Vara da Infância e Juventude à qual pertence o bairro onde mora.

Vá munido dos ocumentos descritos na página 194, que podem ser os originais ou cópias xerox.

A Vara da Infância e Juventude lhe fornecerá para preenchimento quatro documentos:
- Requerimento de Inscrição;
- Planilha para Cadastramento de Interessados Nacionais;
- Qualificação do(a) Pretendente;
- Cadastro de Adoção.

A seguir você tem a reprodução dos documentos a serem preenchidos.

Documentos para adoção

PODER JUDICIÁRIO
SÃO PAULO

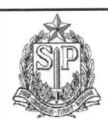

Excelentíssimo Senhor Doutor Juiz de Direito da Vara da Infância e da Juventude

_____

e _____,
vem(vêm), respeitosamente à presença de Vossa Excelência para requerer a sua habilitação no Cadastro de Pretendentes à Adoção dessa Vara. Para tanto apresenta(m) a qualificação anexa e os documentos exigidos pelo Provimento 05/2005 da E. Corregedoria Geral da Justiça.

Aproveito(amos) o ensejo para requerer a designação de data para início das providências pelo Setor Técnico e concorda(m) que as intimações sejam feitas por meio do telefone
nº _____ ou_____

Termos em que,
Pede(m) deferimento

_____

_____

PODER JUDICIÁRIO
SÃO PAULO

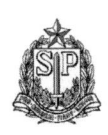

PLANILHA PARA CADASTRAMENTO DE INTERESSADOS NACIONAIS
Prov. CG 12/1995

Nº de inscrição na VARA | Comarca e Data

DATA DA HABILITAÇÃO JUÍZO ORIGEM

DADOS DO REQUERENTE
Nome Completo por extenso

Data de Nascimento | Sexo | Cor

Instrução
( ) Analfabeto ( ) 1º Grau ( ) 2º Grau ( ) Superior ( ) Técnico

Estado Civil
( ) Solteiro ( ) Casado ( ) Viúvo ( ) Divorciado/Separado ( ) União Estável

Profissão

Renda (mensal) R$

Endereço Comercial do Requerente *(Obs. Não o nome da empresa)*
(Rua, Avenida, Largo, Praça, Alameda, etc.)
Rua
Cidade | Estado | CEP
(DDD) | Telefone(s)

DADOS DA REQUERENTE

Nome Completo por extenso

Data de Nascimento | Sexo | Cor

Instrução
( ) Analfabeto ( ) 1º Grau ( ) 2º Grau ( ) Superior ( ) Técnico

Estado Civil
( ) Solteiro ( ) Casado ( ) Viúvo ( ) Divorciado/Separado ( ) União Estável

CÓPIA EXTRAÍDA NO
TRIBUNAL DE JUSTIÇA DE SÃO PAULO

Profissão _____

Renda (mensal) R$ _____

Endereço Comercial do Requerente *(Obs. Não o nome da empresa)*
(Rua, Avenida, Largo, Praça, Alameda, etc.)
Rua
Cidade _____ Estado _____ CEP _____
(DDD) _____ Telefone(s) _____

ENDEREÇO RESIDENCIAL DOS(S) REQUERENTE(S)
(Rua, Avenida, Largo, Praça, Alameda, etc.)
Rua
Cidade _____ Estado _____ CEP _____

(DDD) Telefone(s) Residencial:	(DDD) Telefone(s) Recados Com
(DDD) Telefone Celular da Requerente:	(DDD) Telefone Celular do Requerente

Renda familiar R$ _____

Filhos Biológicos do requerente:
( ) Sim   ( ) Não   Quantos? _____ Idade do mais velho: _____ ano(s)
                                          Idade do mais novo: _____ ano(s)

Filhos Biológicos da requerente:
( ) Sim   ( ) Não   Quantos? _____ Idade do mais velho: _____ ano(s)
                                          Idade do mais novo: _____ ano(s)

Filhos Biológicos do casal:
( ) Sim   ( ) Não   Quantos? _____ Idade do mais velho: _____ ano(s)
                                          Idade do mais novo: _____ ano(s)

Filhos Adotivos:
( ) Sim   ( ) Não   Quantos? _____ Idade do mais velho: _____ ano(s)
                                          Idade do mais novo: _____ ano(s)

Observações _____

Quantos adotam? _____   Idade mínima do adotado _____ em mês(es)
                              Idade máxima do adotado: _____ em mês(es)

CÓPIA EXTRAÍDA NO
TRIBUNAL DE JUSTIÇA DE SÃO PAULO

( ) aceitam irmãos?   Quantos?_____ qual a idade máxima_____ em mês(es), se não forem gêmeos, **OU**
( ) aceitam irmãos somente gêmeos

Cor
( ) Branca   ( ) Negra   ( ) Parda   ( ) Amarela   ( ) Índio   ( ) Indiferente   ( ) Outros

Cabelos
( ) Liso   ( ) Crespo   ( ) Ondulado   ( ) Carapinha   ( ) Indiferente

Traços Negróides: ( ) SIM   ( ) NÃO

Obs.: Se os requerentes optarem por <u>cor indiferente</u>, esta opção abrangerá a cor negra e, portanto, deverão aceitar a opção "<u>traços negróides</u>"

Sexo
( ) Feminino   ( ) Masculino   ( ) Indiferente

Observações

Coloque "**S**" para Sim e "**N**" para Não:

( ) com problemas físicos não tratáveis
( ) com problemas físicos tratáveis graves
( ) com problemas físicos tratáveis leves
( ) com problemas mentais não tratáveis
( ) com problemas mentais tratáveis graves
( ) com problemas mentais tratáveis leves
( ) com problemas psicológicos graves
( ) com problemas psicológicos leves
( ) pais aidéticos
( ) pais viciados em drogas
( ) pais viciados em álcool
( ) portador(a) do vírus HIV positivo
( ) portador(a) do vírus HIV negativado
( ) proveniente de estupro
( ) proveniente de incesto
( ) vítima de atentado violento ao pudor
( ) vítima de estupro
( ) vitimizada (maus-tratos)

Observações

Comarca: _____
Data: _____/_____/_____
Nome legível do Responsável: _____

CÓPIA EXTRAÍDA NO
TRIBUNAL DE JUSTIÇA DE SÃO PAULO

PODER JUDICIÁRIO
SÃO PAULO

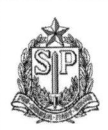

QUALIFICAÇÃO DO(A) PRETENDENTE:

Nome do(a) requerente: _____

_____

Nacionalidade: _____

Estado civil: casado(a), união estável, solteiro(a), viúvo(a), Separado(a) judicialmente, divorciado(a): _____

Profissão: _____

Residência: (rua/av.) _____, nº _____

(complemento) _____ ,(bairro) _____

CEP _____ , (cidade) _____ (estado) _____

Empregador(a) _____

Local de trabalho (rua/av.) _____, nº _____

(complemento) _____ ,(bairro) _____

CEP _____ , (cidade) _____ (estado) _____

Telefone(s) residencial(is): _____, _____

Telefone(s) comercial(is): _____, _____

Telefone celular: _____

Telefone para recados: _____

Carteira de identidade: RG nº _____

Cadastro de identificação do contribuinte: CIC nº _____

Tempo de residência na cidade: _____ anos

Anteriormente residi nas cidades: _____ até _____

(ano em que residiu nesta cidade); _____ até _____

OBS.: RELAÇÃO DE DOCUMENTOS NO VERSO

RELAÇÃO DE DOCUMENTOS

1. Carteira de identidade (RG);

2. Cartão de identificação do contribuinte (CIC/CPF);

3. Certidão de casamento (de expedição recente);

4. Certidão de nascimento, se solteiro (de expedição recente);

5. Comprovante de residência (conta de água, luz, telefone, energia elétrica, correspondência bancária ou de cartão de crédito, etc.);

6. Comprovante de rendimentos, ou declaração equivalente (holerite, declaração do imposto de renda, declaração do empregador em papel timbrado ou com firma reconhecida, etc.);

7. Atestado ou declaração médica de sanidade física e mental;

8. Fotografia do(s) pretendente(s) e de sua residência (parte externa e interna).

PODER JUDICIÁRIO
SÃO PAULO

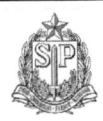

CADASTRO DE ADOÇÃO

I. DADOS DO REQUERENTE:

01. Nome: _____
02. Idade: _____ Data de nascimento: ___/___/___
03. Cor:
1.( )branca   2.( )parda   3.( ) preta   4.( ) amarela

04. Estado civil:
    1. ( )solteiro   4. ( )casado. Quanto tempo? _____
    2. ( )separado   5. ( )concubino. Quanto tempo? _____
    3. ( )viúvo

05. Escolaridade:
    1. ( )primeiro grau incompleto   3. ( )segundo grau incompleto
    2. ( )primeiro grau completo   4. ( )segundo grau completo
    5. ( )curso superior incompleto. qual? _____
    6. ( )curso superior completo. Qual? _____
Outros: _____

06. Religião:
    1. ( )católica   4. ( )outra. Qual? _____
    2. ( )espírita   5. ( )não tem religião
    3. ( )protestante. Qual? _____

07. Profissão exercida atualmente: _____
08. Empresa: _____ fone: _____
09. Endereço comercial: _____
10. Tempo / emprego atual: _____

II. DADOS DA REQUERENTE:

01. Nome: _____
02. Idade: _____ Data de nascimento: ___/___/___
03. Cor:
1.( )branca   2.( )parda   3.( ) preta   4.( ) amarela

04. Estado civil:
    1. ( )solteiro   4. ( )casado. Quanto tempo? _____
    2. ( )separado   5. ( )concubino. Quanto tempo? _____
    3. ( )viúvo

05. Escolaridade:
    1. ( )primeiro grau incompleto   3. ( )segundo grau incompleto
    2. ( )primeiro grau completo   4. ( )segundo grau completo
    5. ( )curso superior incompleto. Qual? _____
    6. ( )curso superior completo. Qual? _____
Outros: _____

06. Religião:
   1. ( )católica
   2. ( )espírita
   3. ( )protestante. Qual?_____
   4. ( )outra. Qual?_____
   5. ( )não tem religião

07. Profissão exercida atualmente:_____
08. Empresa: _____ fone: _____
09. Endereço comercial: _____
10. Tempo / emprego atual: _____

III – DADOS E CONDICÕES HABITACIONAIS:

01. Endereço residencial: _____ n$^{\circ}$ _____
02. Bairro: _____
03. Ponto de referência: _____
04. Telefone: _____ fax: _____
05. E-mail: _____ Celular: _____

06. Moradia: _____
   1. ( ) própria quitada
   2. ( ) própria financiada – prestação R$_____
   3. ( ) alugada – valor do aluguel R$_____
   4. ( ) cedida – por quem?_____ e até quando?_____
   5. ( ) terreno cedido pela Prefeitura com saneamento básico_____
   6. ( ) terreno cedido pela Prefeitura sem saneamento básico_____

07. Tipo:
1. ( ) térrea   2.( ) apartamento   3.( ) sobrado

08. Construção:
1. ( ) alvenaria   2.( )madeira   3.( ) mista

09. Acomodações:
( ) n$^{\circ}$ de dormitórios
( ) sala   ( ) cozinha   ( ) quintal
( ) banheiro   ( ) copa   ( ) jardim
outros: _____

IV – DADOS ECONÔMICOS-FINANCEIROS:

01. Salário: dele _____ dela _____
02. Exercem outras atividades? ( )sim   ( )não
    Quais?_____ e quanto ganham?_____
03. Outros rendimentos? (quais?)_____
04. Bens imóveis? (quais?)_____
05. Veículos: _____

V – SAÚDE E ATENDIMENTO MÉDICO:

01. Já fizeram tratamento de saúde? ( )sim ( )não
02. Qual tratamento?_____
03. Passaram por alguma cirurgia?_____
04. Tomam medicação?_____
05. Possuem convênio médico? ( ) sim ( ) não qual?_____

VI – INFORMAÇÕES SOBRE O GRUPO FAMILIAR:

01. Possuem filhos? ( ) sim ( ) não
Em caso afirmativo preencha quadro abaixo

	NOME	IDADE	SEXO	ESCOLARIDADE
1				
2				
3				
4				
5				

02. Seu(s) filho(s) trabalha(m)? ( ) sim ( ) não
Contribuem com o orçamento doméstico: ( )sim ( ) não
Com que valor?_____
03. Como é a saúde de seu(s) filho(s)?_____
04. Ele(s) concorda(m) com a adoção?_____
05. Mora alguém em sua casa além do(s) filho(s) e você(s)?_____

VII – ADOÇÃO:

01. O que o motivou a solicitar a adoção de uma criança?
_____
_____
_____
_____
_____

02. Os familiares sabem do desejo de adotar?_____
Qual a reação deles?_____

03. Há casos de adoção em sua família?_____

04. O que você(s) pensa(m) sobre contar para a criança acerca de sua adoção? Quais são suas dúvidas?_____
_____
_____
_____

05. Perfil da criança desejada:
01. Sexo: _____
02. Idade: _____ Idade Máxima _____
03. Cor: _____

06. Já pensaram em adotar irmãos? Em caso positivo, qual a idade das crianças?
_____

07. Em relação ao estado geral da criança, qual a sua disponibilidade em adotar crianças com problemas de saúde ou com alguma deficiência? Especifique.
_____
_____
_____

08. Quais informações gostaria(m) de receber neste momento em que se inicia o processo de cadastramento para adoção?
_____
_____
_____
_____
_____
_____
_____
_____
_____
_____
_____
_____
_____
_____
_____
_____
_____
_____

São Paulo, _____ / _____ / _____

Assinaturas: _____

_____

Grupos de Apoio em São Paulo (Capital)

GAASP Grupo de Apoio á adoção de São Paulo
Endereço corresp: Rua Dr. Andrade Pertence, n° 110 cj. 52 – Vila Olímpia
São Paulo/SP – CEP 04549-020
Tel. (11) 3849-4652 Mônica – (11) 2994-2103 Roberto ou Regina.
(11) 3743-7584 – Maria Antonieta
E-mail: gaasp@gaasp.net   Site www.gaasp.net

Associação Projeto Acolher
Emei Francisco Manuel da Silva
Endereço: Praça Professor Hélio Gomes, 64 Jd. Campo Grande – São Paulo
Tel. (11) 5103-2841 / 9766-3091 / 7247-7281
E-mail: projetoacolher@terra.com.br   Site www.projetoacolher.blogspot.com.

Projeto Acalanto
Rua. Madre Nineta Jonata, 126/128 Bairro Itaberaba – CEP 02831-020
Tel. (11) 3976-1160
E-mail: acalanto.sp@uol.com.br   Site www.acalanto.sp.sites.uol.com.br

Endereços dos Fóruns em São Paulo (Capital)

Fórum	Endereço	Telefone
João Mendes	Pça. Dr. João Mendes Junior, S/N°	2171- 6416/2171/6414
Santana	Av. Engenheiro Caetano Álvares	3231-1188
Santo Amaro	Av Adolfo Pinheiro , 1992	5548-8943/5522-8833
Jabaquara	Rua. Joel Jorge de Melo, 424	5574 -0355
Lapa	Rua. Aurélia, 650	3673-1577
São Miguel Paulista	Av. Afonso Lopes Baião, 1.736	6152-8098
Penha de França	Dr. João Ribeiro, 433	2293-4170
Itaquera	Av Pires Do Rio, 3915	6154-1568
Tatuapé	Rua. Santa Maria, 257	2296-9860
Vila Prudente	Av . Sapopemba ,3740	6104-4400
Ipiranga	R Agostinho Gomes, 1455/57	6914-1024
Pinheiros	R. Jericó, S/N°	3814-3960

INFORMAÇÕES SOBRE NOSSAS PUBLICAÇÕES

E ÚLTIMOS LANÇAMENTOS

Cadastre-se no site:

www.novoseculo.com.br

e receba mensalmente nosso boletim eletrônico.

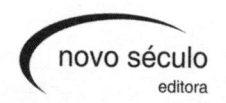

novo século
editora